ALCOOLISME

ET

STRYCHNINE

PAR

Maurice LECUYÉ

Docteur en médecine de la Faculté de Paris,
Ancien interne des hôpitaux de Reims,
Lauréat de l'École de médecine de Reims.

PARIS

A. PARENT, IMPRIMEUR DE LA FACULTÉ DE MÉDECINE

A. DAVY, successeur

31, RUE MONSIEUR-LE-PRINCE, 31

1882

ALCOOLISME

ET

STRYCHNINE

PAR

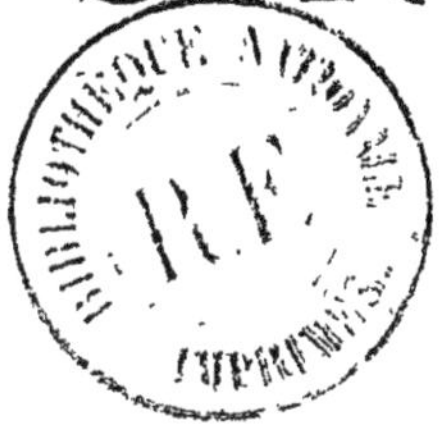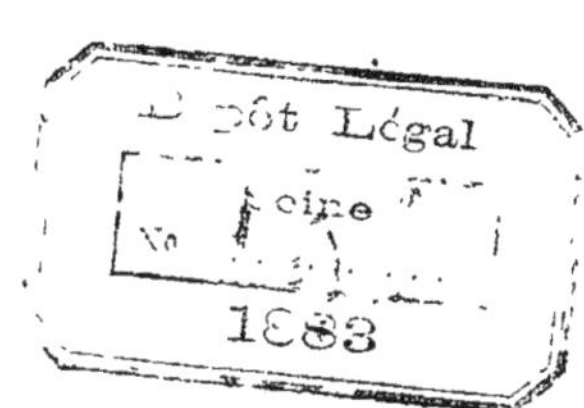

Maurice LECUYÉ

Docteur en médecine de la Faculté de Paris,
Ancien interne des hôpitaux de Reims,
Lauréat de l'École de médecine de Reims.

PARIS

A. PARENT, IMPRIMEUR DE LA FACULTÉ DE MÉDECINE

A. DAVY, successeur

31, RUE MONSIEUR-LE-PRINCE, 31

1882

A MES PARENTS

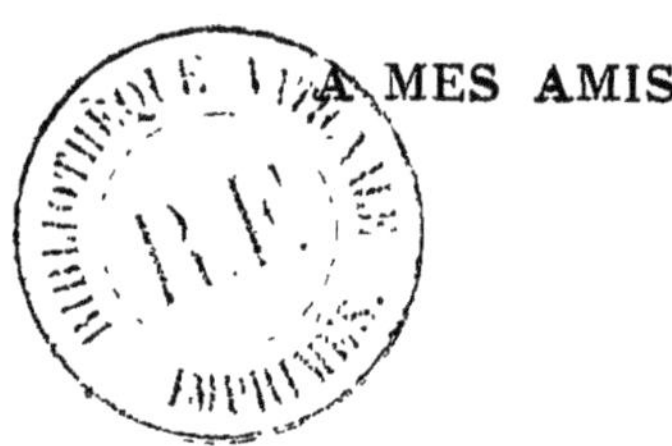

A MES AMIS

A M. LE PROFESSEUR LUTON

Directeur de l'Ecole de médecine de Reims.

A MON PRÉSIDENT DE THÈSE

M BOUCHARDAT

Professeur d'hygiène à la Faculté de médecine de Paris.

Lécuyé.

ALCOOLISME & STRYCHNINE

INTRODUCTION.

En 1871, dans une séance de l'Académie de médecine
après une importante discussion sur l'alcoolisme et le
Delirium tremens, M. Verneuil s'écriait : « Je serais
heureux d'avoir appris de mes collègues (MM. Gubler
et Béhier) à traiter convenablement ce symptôme redoutable, mais je ne pourrais me déclarer satisfait. Je
réclame contre l'alcoolisme quelque chose de compara-
ble à ce que nous possédons contre la syphilis, la scro-
fule, le paludisme, etc... » Et, un instant après, l'émi-
nent chirurgien exprimait le même désir en disant : « Il
n'existe pas de remède spécifique contre le delirium
tremens » (1).

Ces paroles étaient vraies à l'époque où elles étaient
prononcées ; le remède spécifique de l'alcoolisme n'existait pas, ou plutôt n'était pas encore trouvé ; il l'est

(1) Bulletin de l'Acad. de méd. Séance du 3 janvier 1871, p. 13
et 27.

aujourd'hui, et c'est ce spécifique que nous allons soumettre à nos juges. La noix vomique, en effet, a depuis plusieurs années fait ses preuves dans la lutte engagée contre l'alcoolisme et ses manifestations : elle en a souvent triomphé dans des cas désespérés, et nous espérons démontrer dans ce travail, avec nombre de faits à l'appui, qu'aucun cas d'alcoolisme ou de delirium tremens ne peut résister à la noix vomique ou à son alcaloïde, la strychnine.

Qu'il nous soit permis, avant de commencer, de donner un témoignage public de reconnaissance à M. le Dʳ Luton, à qui revient le mérite de ce travail, si imparfait qu'il soit, et qui a mis, avec une rare bienveillance, sa science et ses conseils à notre disposition ; que M. le Dʳ Lardier, chirurgien à l'hôpital de Rambervillers, reçoive aussi nos remerciements pour les intéressantes observations qu'il a bien voulu nous communiquer.

CHAPITRE I

« L'alcoolisme est presque aussi ancien que le monde a dit M. Lancereaux »; et sans en faire remonter l'origine jusqu'à Noé, nous le trouvons mentionné dans les plus anciens auteurs.

Hippocrate, sans s'étendre beaucoup sur ce sujet, y fait cependant allusion en plusieurs endroits de ses œuvres. Dans le livre III des Epidémies, il parle d'un homme qui, à la suite d'excès de boisson, fut pris de fureur, de délire, d'insomnie et de tremblement. Ne sont-ce pas là les symptômes caractéristiques du delirium tremens ? Dans les Aphorismes (7me section § 7) il dit : « Après un excès de boisson, frisson ou délire, signe fâcheux » et plus loin (§ 18) ; « avec l'insomnie, le spasme ou le délire sont fâcheux. » Enfin il émet ailleurs cette proposition : « Ubi somnus delirium sedat, bonum. » (Aphor. sect. II § 2) paroles que Chaillou (Thèse de Paris 1833) croit prononcées à propos du delirium tremens.

Aristote rapporte que Denys le tyran fut en proie, pendant 80 jonrs, à un accès d'ivresse. M. Calmeil voit dans ce fait un cas de delirium suffisamment caractérisé. Soit, mais il faut reconnaître que nos pères faisaient bien les choses.

Enfin pour en terminer avec les anciens, on trouvera partout citées les descriptions qu'ont données Lucrèce et Sénèque des symptômes de l'alcoolisme aigu ou chronique (Sénèque, Epist 95 § 16).

Il eut été intéressant de savoir quel traitement Hippocrate institua chez son malade ; mais, puisqu'il reste muet à cet égard, nous nous contenterons de passer en revue les principales médications proposées contre l'alcoolisme par les auteurs modernes.

Nous passerons sous silence l'ancienne thérapeutique qui traitait le delirium tremens par « de la cire à cacheter fondue dans de l'eau-de-vie » (1) et nous arriverons sans plus tarder à la médication opiacée, l'une des plus anciennes, qui a toujours eu et a encore beaucoup de partisans, et d'adversaires. Simmons paraît avoir été le 1er à en faire usage ; après lui, elle fut employée par un grand nombre de médecins, parmi lesquels nous remarquons Saunders, Wittcke, Sutton, Delaroche, Guersant, Duméril, Dupuytren, Rayer, Szerlecki, Forget, Stockes, Trousseau et Pearson. L'opium a été employé sous toutes ses formes, et parfois à des doses excessives ; on a été jusqu'à donner 4 grammes d'extrait d'opium en 24 heures. Dupuytren avait recours au laudanum, 5 à 6 gouttes administrées en lavements répétés. Gerhard employait l'acétate de morphine par la méthode endermique. Perry en Angleterre, a donné jusqu'à 74 grains d'opium en un jour; Armstrong, 450 gouttes de laudanum en 78 heures ; Kriebel, 26 grains d'extrait en 12 heures ; Clifton, 250 gouttes de teinture

____

(1) Bruhl Cramer. Ueber die Trunksucht. Berlin 1819.

d'opium en 30 heures, à une femme. Andral, Chomel et Requin se sont également bien trouvés de la médication opiacée. De Lucé préfère la Narcéine (1)

Graves (de Dublin) associait l'opium au camphre et au tartre stïbié ; voici sa formule :

Solution de camphre	90	grammes.
Tartre stibié	0,20	centigrammes.
Teinture d'opium	2	grammes.

A prendre par cuillerées de 2 heures en 2 heures. Delasiauve et Fuster (de Montpellier) emploient aussi l'opium, associé au tartre stibié dans des proportions variables, M. Verneuil l'a employé avec succès uni au bromure de potassium. Hanson l'associait au nitre et à l'eau de laurier cerise.

En même temps qu'il avait ses enthousiastes, l'opium avait aussi ses détracteurs. Après plusieurs échecs, Sydenham, Boerhave (1712), van Swieten s'élèvent contre l'opium et recommandent de n'y recourir qu'en dernier ressort. En 1813, Armstroug finit par renoncer à l'opium pour accorder sa confiance aux antiphlogistiques.

John Ware, de Boston, institua des expériences dont voici le résultat : sur 8 malades traités par l'opium à haute dose, il en a perdu 4 ; il n'en a perdu que 2 sur 7 traités par l'opium à dose modérée. Il en conclut que dans les cas où l'opium n'est pas nuisible, il est au moins inutile.

En 1854, Dungliston à Philadelphie, Peddie, Laycock en Angleterre (1854), Grisolle en France condamnent

____

(1) De Lucé, Narcéine dans le Delirium tremens (Bull. thérap. 1867).

également cette médication comme dangereuse ; et Trousseau qui en avait été un instant partisan, la rejeta pour lui substituer la digitale.

L'opium n'était donc pas le spécifique tant cherché ; un médecin de l'Amérique du Nord, le Dr Péarson, crut bientôt l'avoir trouvé, et publia en 1820 un succès dû à la digitale à haute dose. En 1835, Cless, et plus tard Spath, admirent définitivement cette médication ainsi que Jones de Jersey (1860), Goolden, Spencer Wells Ballard, Peacock, John Watt Reid, Carrey, Williams et Morell Mackenzie. En France, Bauchet, Velpeau, Nonat Launay (du Hâvre) publièrent des succès dûs à la digitale à haute dose. Je mode d'administration le plus employé est celui qui a été préconisé par Jones : On donne au malade 15 grammes de T^re de digitale d'un coup ; on répète la dose dans la journée, et s'il en est besoin, on rend une nouvelle dose de 8 grammes ; par cette méthode, Jones n'a perdu qu'un malade sur 67. Malgré ce magnifique résultat, M. Voisin n'est pas convaincu, et il rejette absolument la digitale, qu'il trouve infidèle et dangereuse (Bull. Therap. 1865).

Warwick ne voulut pas admettre la digitale ni l'opium, il dut donc chercher d'un autre côté. En 1848, il publia un succès dû à une nouvelle médication, le chloroforme employé en inhalations.

Bocamy et Long essayèrent aussi des inhalations de chloroforme, mais ils n'en firent pas leur médication ordinaire. Bouisson (de Montpellier) dut, dans un essai qu'il en fît, cesser les inhalations, car le chloroforme produisit des convulsions épileptiformes.

Quelques années après Warwick, Huber eut l'idée

d'employer le chloroforme à l'intérieur ; les succès qu'il obtint engagèrent Ralt de Baltimore, White (1854), B.-J. M. Dowel à imiter son exemple. Un malade traité par Blaschko dormit, après avoir pris 10 grammes de chloroforme en trois quarts d'heure. A l'hôpital de Kœnigsberg, Lange ordonnait à ses malades, 8 grammes en une fois. Moreau (de Tours), a essayé le chloroforme à Bicêtre, mais il y renonça bientôt. Richardson croit que l'action du chloroforme est essentiellement fugace et passagère, et que les accidents reparaissent dès que l'on cesse l'administration du médicament. On pourrait probablement adresser le même reproche aux inhalations d'éther, préconisées par Anderson.

Le chloroforme ne jouit que d'une vogue éphémère, et bientôt il fut remplacé par un médicament relativement nouveau, l'hydrate de chloral, qui a rallié beaucoup de praticiens à sa cause. Essayé pour la première fois en 1869, le chloral gagna rapidement du terrain. Sur 10 malades traités par Barnes à l'hôpital de Liverpool en 1869, le chloral n'échoua qu'une fois. En 1870, les journaux publièrent de nombreux succès de Balfour, Bowen (Boston, med. journal), Lansdown, Fletcher (British, med. journal). M. Panas (Gaz. hôp.), M. Siredey, Curschmann et Silvio Pera, Négrié, de Bordeaux, vinrent les années suivantes grossir la liste de ces guérisons ; M. Verneuil se montre aussi partisan du chloral. Barnes commençait par une dose de 60 grains, qu'il regarde comme la dose minima ; Liebreich, Langenbeck et Jastrowitz (de Berlin) ont donné jusqu'à 10 grammes de chloral en deux heures, toujours avec succès.

Voilà le beau côté de la médaille; en voici le revers.
Déjà en 1871, Smith rapporte 3 cas de mort survenus
chez des alcooliques traités par le chloral (Bost. med.
journ. 1871); le Dr Fuller en cite un autre. M. Moutard-
Martin a vu le chloral déterminer de l'agitation; ce
n'est évidemment pas là le but qu'on se propose.
Chrichton a vu plusieurs fois la mort survenir par
paralysie du cœur.

Frappés des nombreuses infidélités de l'opium ou de
la digitale, les médecins de Philadelphie rejetèrent tous
les médicaments essayés et n'en mirent aucun à la
place; ils se contentèrent de traiter leurs malades par
l'expectation et la diète hydrique. Telle fut aussi la pratique d'Esquirol, de Georget, de Calmeil, et du Dr Luton
au début. Calmeil avait recours aux boissons acidulées
ou sucrées; il donnait quelques bains tièdes, et purgeait
ou faisait vomir suivant les indications. Comme Falret
(th. de Paris 1863), il recommande les ventouses scari -
fiées contre les « paroxysmes des pléthoriques ». Cette
méthode n'eut jamais beaucoup de partisans. M. Lancereaux l'apprécie en ces termes : « Elle ne convient
qu'à un petit nombre de cas, et la détermination en
est souvent difficile. » (Art. alcoolisme, in Dict. ency-
clop. des sciences médic.).

Pitschaft (Hufel. journ. 1821), Broussais (1) (1828)
Fuster (de Montpellier) préconisèrent les affusions d'eau
froide; Smith et Sayre, les bains froids (1862).

Nous ne parlerons que pour mémoire des saignées

(1) Broussais. Delir. trem. guéri par l'eau froide. Annales de méd.
phys. Janvier 1828.

générales ou locales, complètement abandonnées aujourd'hui, et avec raison, puisqu'une simple saignée suffit parfois pour faire éclater l'accès de *delirium tremens* chez un .alcoolique. Cependant, sur 19 malades saignés, Ware n'a eu que 2 morts ; encore avaient-ils une pleuro-pneumonie. Quant à Sutton, il dit : « Faute d'indications formelles, il faut proscrire la saignée ».

L'ammoniaque, employée depuis longtemps contre l'alcoolisme aigu,. devait forcément l'être contre l'alcoolisme chronique; c'est en effet ce qui eut lieu. Scharn employait la liqueur ammoniaco-pyro-huileuse ou le succinate ammonique. M. Brachet (de Lyon) a employé cinq fois avec succès l'ammoniaque liquide, à la dose de 15 à 20 gouttes. En 1822, Velsen a préconisé le carbonate d'ammoniaque ; Chabrely (de Bordeaux) et Mazuger (de Strasbourg), ont donné contre le *delirium tremens* 30 grammes d'acétate d'ammoniaque en vingt-quatre heures.

Cette médication ne se généralisa pas plus que celle qui a pour base le quinquina ou son alcaloïde. En 1849, Martin-Solon, à l'Hôtel-Dieu de Paris, traita avec succès un cas de *delirium tremens*, rebelle au laudanum, par un gramme de sulfate de quinine pris avant les exacerbations de chaque soir. Quelques années plus tard, M. Houssard (d'Avranches), reprit cette idée sous une autre forme ; il préconisa hautement l'infusion de quinquina (1862) a laquelle il doit 40 années de succès. M. Guipon (de Laon), s'est également bien trouvé du quinquina. Le quinquina a au moins, sur beaucoup d'autres médications, l'avantage de ne pas être dangereux.

Toutes les médications dont nous avons parlé jusqu'ici ont eu plus ou moins de vogne, il en est d'autres, plus nombreuses encore, qui u'ont guère été essayées que par leurs auteurs, et que nous allons indiquer sommairement.

En 1813, Armstrong emploie le calomel, médication reprise par Basham en 1861.

En 1818, Salvatori (1) publie 48 guérisons obtenues par des infusions de différentes plantes aromatiques et stimulantes ; il donne la préférence au serpyllum uni au safran, à la cardamome, à l'absinthe et à la valériane. Cette médication est critiquée par Brühl-Cramer, qui proposa de lui substituer les acides minéraux, la teinture de Gayac, et les préparations martiales (1819).

En 1830, Muhrbeck fait de l'extrait de gratiole un spécifique. Blumroder emploie la teinture de Datura et l'arnica.

En 1850, Magnus Huss propose l'huile empyreumatique dc pommes de terre (fermentoleum solani) à la dose de 0,25 à 0,30 centigrammes. Il emploie en même temps l'opium contre l'insomnie, et la teinture de noix vomique contre la dyspepsie alcoolique.

En 1855, M. Griève emploie les frictions de pommade belladonée autour de l'orbite contre les hallucinations du *delirium tremens*. (Gaz. hebd.).

En 1867, John Tyrrell (méd. Times), cite un homme guéri à trois reprises, d'accès de *delirium tremens* par la teinture de cannabis indica, 60 minimes pris en trois fois. Whitehead préconise le café.

(1) Salvatori. Description de l'ivrognerie continue, rémittente et intermittente, 1818.

En 1873, Wills emploie la poudre de capsicum annuum (méd. Times 1873). Cette médication avait déjà été proposée par Kinnear (Lancet 1862) et Lyons (Revue de thérap. 1866).

Enfin, de tout temps on a employé les vomitifs (ipéca, sulfate de cuivre, Sperce 1831, Déprez 1866) ; le tartre stibié seul ou uni à l'opium (Graves, Delasiauve, Liberali, Fuster); les antispasmodiques les plus divers (camphre, musc, éther, valériane, eau de menthe, impératoire (1) asa fœtida, angélique, serpentaire, teinture de houblon, oxyde de ziuc (2), sous-carbonate d'ammoniaque, bromure de potassiam).

Nous en avons fini avec cette fastidieuse énumération de médicaments; cet exposé, déjà trop long, est sans doute encore incomplet, mais il suffit pour donner une idée de l'étendue d'un mal que l'on s'est tant évertué à combattre, et des efforts qui ont été faits de tout temps pour arriver à la découverte du spécifique de l'intoxication alcoolique.

<hr>

(1) Spittá, Heckers annal. des gesammt. 1830.
(2) Marcet. Oxyde de zinc à la dose de 0,30 à 0,40 c., 1859, Medical. Times, 1860.

CHAPITRE II.

On voit quelle multiplicité de traitements ont été mis
en œuvre contre l'alcoolisme en général, et le delirium
tremens, en particulier ; preuve que cette redoutable
affection doit être traitée avec énergie, contrairement à
l'opinion d'Esquirol ; preuve aussi qu'aucun des médicaments employés n'est le véritable spécifique de cette
terrible maladie. Les narcotiques, les antispasmodiques,
les diurétiques, les stimulants, tous ont été préconisés
outre mesure et aussitôt délaissés ; et tous se sont mon-
trés si infidèles, qu'on n'eut pu appliquer à aucun ce mot
célèbre : « Usez de ce médicament, car il guérit en ce
moment. » Il est cependant un groupe de médicaments
auquel on ne s'est adressé que dernièrement ; nous voulons parler des tétaniques, de la noix vomique, et plus
particulièrement de son alcaloïde, la strychnine.

Quand nous disons qu'on n'a pas employé la noix
vomique dans le traitement de l'alcoolisme chronique,
entendons-nous ; on l'a employée, mais comme adju-
vant pour combattre un symptôme déterminé, et non
comme moyen de traitement général de l'intoxication
alcoolique. On sait, en effet, qu'il y a plus de trente ans

que Magnus Huss emploie la noix vomique contre les troubles dyspeptiques si fréquents chez les alcooliques; mais il a toujours méconnu l'importance capitale de cet agent, et l'idée ne lui vint jamais de l'employer seul, à l'exclusion de toute autre médication; cependant nous sommes persuadé que le savant médecin suédois a dû une bonne partie de ses succès à cette médication qu'il considérait comme tout à fait accessoire; il en fut d'ailleurs de même de Falck, qui administrait de la noix vomique à ses alcooliques dès 1855.

Quelques années plus tard, le 30 octobre 1875, le *Bulletin de thérapeutique* publia, d'après New Remedies et The Practitioner, une curieuse observation du Dr Morey; c'est celle qui se rapporte à l'américain, mangeur de strychnine (1). Le Dr Morey, qui observa cet individu pendant plusieurs années, ne profita pas du hasard

---

(1) Voici d'ailleurs cette observation, telle que la rapporte le Bull. de Thérap. du 30 octobre 1875, p. 382; c'est le Dr Morey qui parle : « Je vis cet homme pour la première fois en 1851, et je connus bientôt son habitude de prendre de la strychnine ; après une débauche longue et continuelle, alors qu'il était soumis à l'empire du delirium tremens. Ce qui, la première fois, éveilla mon attention, c'est qu'il me demanda un flacon de strychnine; il prit le flacon, versa la strychnine dans sa main, et la porta à sa bouche avec aussi peu de soin que s'il se fût agi de simple sel, et dans l'espace d'une demi-heure, n'éprouvant pas les effets qu'il désirait, il répéta la même opération, et la répéta jusqu'à ce qu'il fut complètement revenu de son ivresse... Je fus frappé du pouvoir merveilleux qu'avait ce poison de le rendre complètement sobre, et de laisser son économie si complètement dégagée de tout trouble nerveux, sans rougeur et sans bouffissure de la face, et aussi sans ce regard hébété et cet estomac irritable de l'ivrogne. Après une débauche de boisson d'environ deux semaines, il se leva le matin l'esprit lucide, les yeux brillants, le teint frais et clair, puis il alla à son travail comme s'il n'eût jamais pris une seule goutte de whisky de sa vie.

Dr MOREY. *The Pacific Journal*, sept. 1879.

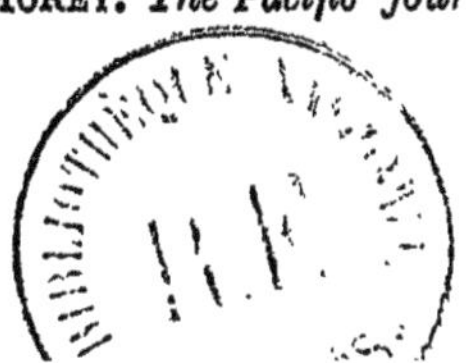

qui lui livrait cette merveilleuse découverte, et la strychnine ne paraît pas être entrée dans sa pratique.

Mais il importe de bien faire remarquer que deux ans auparavant, le Mouvement médical (page 682, décembre 1873) avait rendu compte des premières observations du Dr Luton sur le traitement de l'alcoolisme par la strychnine ; le Bulletin de thérapeutique même avait publié l'observation d'un cas de delirium tremens traité avec succès par cet agent, un mois et demi avant de rapporter le cas du Dr Morey. C'est donc bien au Dr Luton que revient tout l'honneur de cette découverte.

Depuis les premières observations, publiées par le Dr Luton, jusqu'à cette époque, les succès se sont multipliés sans jamais se démentir ; la strychnine a donné les mêmes résultats heureux entre les mains d'autres praticiens, et l'on verra dans le cours de ce travail les très intéressantes observations qu'a bien voulu nous communiquer M. le Dr Lardier (de Rambervillers). Nous même, pendant notre internat dans le service du savant professeur de Reims, nous avons pu, maintes fois, observer la merveilleuse rapidité d'action de la strychnine, et les étonnantes guérisons qu'elle amène dans les cas même les plus désespérés ; c'est là ce qui nous a décidé à réunir tous ces faits pour en faire le sujet de notre travail inaugural.

Nous n'avons pas l'intention d'étudier ici les causes de l'alcoolisme ; nous ferons seulement remarquer que, malgré les efforts des moralistes et des hygiénistes, malgré les mesures coercitives édictées à diverses reprises par les différents gouvernements, le mal va sans cesse en croissant ; on pourra à cet égard consulter les statistiques de Magnus Huss, de Boudin, de Royer-Collard (1). Les symptômes de l'alcoolisme chronique sont également trop connus pour que nous nous y arrêtions longtemps : anorexie, dyspepsie, pituite, tremblement, troubles de la sensibilité, insomnie, hallucinations, et dans une période plus avancée de l'intoxication, delirium tremens (2). Nous nous étendrons seulement un peu plus longuement sur cette manifestation extrême de l'alcoolisme chronique.

Le delirium tremens s'observe le plus souvent chez les ouvriers qui ont l'habitude d'abuser des boissons alcooliques, surtout à jeun ; mais on l'observe aussi chez des individus que leur profession oblige à absorber de l'alcool à doses modérées, mais souvent répétées, bien que ces individus ne s'enivrent jamais ; tels sont, par exemple, les dégustateurs de vins de Champagne. On observe encore l'apparition de ces accès chez des gens aisés qui ont l'habitude de prendre après leur repas un verre d'une liqueur généreuse, Chartreuse ou autre ; et en 1880, le Dr Decaisne a appelé l'attention sur cette

---

(1) Royer-Collard. Concours pour 1838. Magnus Huss. Chronische alkoholskrankheit. Stockholm, 1852, Boudin. Geog. stat. med., t. I, p. 37. Paris, 1857.

(2) Si les traitements proposés contre le delirium tremens sont nombreux, les dénominations non plus n'ont pas manqué; on l'a successivement appelé ; delirium vigil, vigilans, tremefaciens ; délire crapuleux, tremblant (Léveillé) mania a tremulentia (Klapp) a potu (Snowden) febris nervosa potatorum, polydipsia ebriosa, anamethysis, methysmus chronicus, encephalitis tremefaciens (J. Franck) méningite ou phrénitis des buveurs, dipsomanie (Hufeland) œnomanie (Rayer) chorée alcoolique (Trousseau) folie des ivrognes, fièvre cérébrale (Pearson et Armstrong) alcoonévraxie (Piorry).

Rappelons à ce propos que la dénomination de *delirium tremens* est due à Sutton, celle d'*alcoolisme* à Magnus Huss.

Lécuyé.   2

sorte d'alcoolisme (Bull. de l'Acad. de Méd.). L'influence des petites doses d'alcool incessamment renouvelées est des plus positives ; ainsi donc, point important à noter, le délire alcoolique peut se montrer chez des individus qui ne se sont jamais enivrés.

Causes. — Le delirium tremens, ainsi qu'Esquirol le premier l'a démontré, est le plus souvent symptomatiqne ; mais il peut parfaitement éclater sans cause apparente, et on lui donne alors le nom de délire essentiel. Les causes les plus diverses favorisent l'apparition de cet effrayant symptôme ; le moindre traumatisme, la plus petite fièvre suffisent à l'amener ; d'après Grisolle, il apparaît de bonne heure, le cinquième ou sixième jour de la maladie qui en provoque l'explosion. Voici à ce sujet quelques chiffres empruntés à J. B. V. Franck :

Sur 636 cas relevés par lui dans le duché de Nassau, le delirium tremens survint :

50 fois dans le cours de la pneumonie.
11 — fractures compliquées.
7 — pleurésie.
5 — graves blessures.
4 — épilepsie.
3 — rhumatisme, catarrhe, pleurodynie, variole.
1 — érysipèle.

La cause échappa dans les 546 autres cas. La mort survint 60 fois pendant l'accès ; en outre, 19 malades se suicidèrent.

Le Dr Haynes Valton a rapporté (Med. Times. 1854) en termes peu précis d'ailleurs, un cas de delirium tremens survenu chez un vieillard de 95 ans à l'occasion de l'ex-

traction d'une cataracte. On verra plus loin une observation dans laquelle l'accès a éclaté à l'occasion d'une
varioloïde.

. La saignée, faite dans le cours d'une pneumonie chez
un alcoolique, a parfois suffi à provoquer le delirium
tremens.

Bien plus, la simple privation des boissons alcooliques, imposée brusquement, suffit ponr amener ces
crises redoutables. « Wendt a observé dans les hôpitaux
de Copenhague plusieurs femmes adonnées aux liqueurs alcooliques, qui présentèrent tous les signes
d'un délire furieux pour avoir subi pendant une déten-
tion de quelques jours une condamnation au pain et à
l'eau. » (Chaillou, Th. de Paris, 1833).

Cramer rapporte plusieurs cas de folie, avec tremblement des muscles, déterminés par la brusque privation
d'eau-de-vie. Ces troubles disparaissaient dès qu'on
rendait aux malades leurs boissons habituelles, et repa-
raissaient dès qu'on les leur supprimait de nouveau.

Le Roy de Méricourt a observé des cas semblables au
bagne de Brest.

L'attaque de delirium tremens fait courir au malade
les plus grands dangers. D'après M. Fournier (Dict. de
méd. et chir. prat, art. alcoolisme) l'accès dure de 60 à
72 heures, parfois de 4 à 6 jours ; on l'a vu se prolon-
ger 30 jours. Il se termine le plus souvent par un pro-
fond sommeil, avec malaise et anorexie au réveil. Il
peut en rester des troubles cérébraux. La mort peut
survenir lentement dans l'adynamie, ou presque subitement au milieu de l'agitation, — ou plus tard, ame-
née par des complications dont les plus fréquentes

sont la méningite et l'apoplexie cérébrale. En outre, un grand nombre de suicides s'accomplissent pendant l'accès (19 cas sur 636 accès observés par Franck.)

Le moindre traumatisme aboutit chez les alcooliques à la gangrène avec une rapidité déplorable (1). Souvent même, pour peu que ces malades restent couchés plusieurs jours, il se produit chez eux des eschares étendues, capables d'amener la mort. (Lemoine, du décubitus aigu chez les alcooliques, Th. de Paris, 1877.)

Sur 447 cas de delirium tremens relevés à Paris, Bruxelles et Copenhague, le Dr Bougard a noté 85 morts, soit $\frac{1}{5}$ (1842). Dans la forme suraiguë, Delasiauve a perdu 4 malades sur 8, soit la moitié.

Nature du delirium tremens. — Mais quelle est la nature de cette affection redoutable? Les autopsies restent muettes à cet égard et ne nous montrent pas de lésions constantes, si bien qu'on en est réduit aux conjectures. Est-ce un délire dépressif, comme le veut Gubler, un délire d'épuisement, ou faut-il penser avec Monneret (Compendium de Médecine) que « le delirium tremens ne peut « être expliqué que par l'irritabilité plus grande du « cerveau et de la moelle, et la mise en jeu du pouvoir « réflexe? » Nous pencherions plutôt pour la première opinion : la plupart des buveurs ont perdu l'appétit et oublient de manger; de sorte que la diète, l'insommie, l'agitation musculaire, la réfrigération alcoolique, sont autant de causes d'épuisement ou de misère physiologi-

(1) Péronne. De l'alcoolisme dans ses rapports avec le traumatisme, Th. de Paris, 1870.

que; c'est un délire analogue à celui de l'inanition, un délire par anémie cérébrale, bulbaire, médullaire. Cette opinion semble aussi être celle de M. Lancereaux, qui recommande (loco cit.) le quinquina, les ferrugineux et l'hydrothérapie dans le traitement de l'alcoolisme chronique.

Il est une autre question qui a déjà été bien souvent agitée et diversement résolue, et que nous ne ferons qu'indiquer : le delirium tremens doit-il être confondu avec le délire nerveux des opérés décrit par Dupuytren ? La plupart des auteurs, avec Sutton et Léveillé (1) réunissent ces deux affections en une seule; cependant Fonrobert (2) émet une opinion différente, et d'après lui, le délire nerveux ne présente pas le tremblement et les hallucinations du délire alcoolique. En admettant que ces deux maladies ne doivent pas être confondues, nous pensons que, dans le cas où le doute serait possible, la connaissance des antécédents du malade éclaircirait bien vite le diagnostic.

Variétés. — Au point de vue des conceptions délirantes, le delirium tremens peut revêtir plusieurs formes : délire des persécutions, délire professionnel ou ambitieux — hydrophobie ou dipsomanie — hallucinations.

(1) Monneret et Fleury. Compendium t. III. Fournier, art. alcoolisme (déjà cité).

M. Gosselin (Bull. acad. med. 1870, t. XXXV, p. 1010 : « Tous les chirurgiens, depuis Samson, ne se doutent pas que le délire nerveux de Dupuytren et le délire alcoolique des médecins sont une seule et même maladie. »

Chaillou. Du délire nerveux. Thèse de Paris, 1833.

(2) Fonrobert. Thèse de Montpellier, n° 6, 1869.

— Au point de vue de la gravité, le Dr Magnan (de l'alcoolisme, Paris 1874) distingue 3 variétés de délire :

1° Délire à convalescence bénigne, rapide et complète ;

2° Convalescence longue, rechutes faciles.

3° Convalescence souvent entravée par des idées délirantes, rechutes faciles. En outre, il appelle l'attention sur un délire fébrile, constitué par trois états élémentaires : le délire, symptôme accessoire, le spasme, tremblement agitant tous les muscles, toutes les fibres musculaires, et la fièvre, qui est constante. Il a observé un cas dans lequel la mort survint avec une température de 43°, alors qu'elle n'est que de 38°4 dans les accès ordinaires.

Mais il ne faudrait pas croire que tous les buveurs aboutissent fatalement au délire alcoolique ; chez beaucoup, l'alcoolisme ne se révèle que par un petit nombre de symptômes, et c'est ainsi que l'on trouve des vertiges, des dyspepsies, des tremblements qui se montrent rebelles à tous les médicaments usités en pareil cas ; nous nous proposons de revenir sur ce sujet avec de plus amples développements dans un chapitre consacré à l'alcoolisme larvé. Nous montrerons que la strychnine réussit également bien dans tous ces cas, contre tous ces symptômes si différents, et que son triomphe est assuré lorsqu'il s'agit de combattre tous les accidents produits par l'alcool, que ces accidents soient consécutifs à l'ingestion de l'alcool en nature ou de la liqueur d'absinthe.

Nous devons dire à ce propos que pour nous, l'alcoolisme est un, et que nous ne voyons pas la nécessité

d'en créer deux classes, comme on l'a fait en ces der-
nières années, l'alcoolisme proprement dit et l'absinthisme. Si l'action de l'absinthe est plus rapide que celle
de l'alcool, cette différence tient à deux causes : d'abord,
l'essence surajoutée accélère l'absorption de l'alcool et
diminue la résistance de l'individu au poison; en second lieu, l'absinthe est à un degré alcoolique plus
élevé que les eaux-de-vie habituellement livrées à la
consommation; mais les accidents sont bien dus à l'alcool, et l'essence ne modifie que fort peu les symptômes
propres à l'alcoolisme. Il en est de même pour toutes
les liqueurs à essences : chartreuse, anisette, etc...
Pourquoi alors ne pas créer un vermouthisme pour
ceux qui abusent de cet apéritif ? Nous sommes persuadé
qu'en étudiant les phénomènes plus à fond, on finirait
par découvrir plusieurs sortes d'absinthismes séparés
par des nuances peu saisissables, nuances dues à la
grande variété des liqueurs d'absinthe qui existent
dans le commerce et aux substances aromatiques acces-
soires qui entrent dans leur fabrication. Ce n'est pas
là, en effet, une liqueur à composition constante; chaque fabricant a sa formule; et comme chaque buveur a
en général son fournisseur de prédilection, il en résulte
que chaque absinthique doit avoir son absinthisme.

L'essence d'absinthe est-elle coupable de tous les mé-
faits dont on veut la charger? En 1869, M. Magnan (1)
institua, dans le but de s'en assurer, toute une série
d'expériences sur les animaux. On injecta d'abord
4 grammes d'essence d'absinthe dans l'estomac d'un

(1) M. Magnan. Comptes rendus de l'Acad. des sciences, 5 avril 1869.

chien; il n'éprouva pas d'accidents. Un quart d'heure
après, on rendit 3 grammes au même animal ; quelques secousses convulsives; enfin on en injecta 1 gr. 50
dans la veine crurale; le chien eut des convulsions et
des hallucinations; dans la journée, il revint complètement à lui.

Dans une autre expérience rapportée par Challand
(th. de Paris, 1871), on injecta 4 grammes d'essence
dans l'estomac d'un cobaye; pas d'accidents. On injecte
alors 2 gr. dans le tissu cellulaire ; convulsions. L'animal revient à lui dans la journée.

On voit quelles doses énormes sont nécessaires pour
produire des accidents passagers : 8 gr. 50 pour un
chien, 6 gr. (dont une partie en injections sous-cuta-
nées) pour un cobaye. Or, un litre de liqueur d'absinthe renferme 1 gr., 1 gr. 50, 2 grammes au plus d'essence; un buveur endurci en absorbe environ un demi-
litre par jour, soit au maximum 1 gramme d'essence
d'absinthe par jour. De plus, les essences s'éliminent
très vite, principalement par les poumons, et Challand
lui-même nous dit qu'il suffit de s'approcher d'un chien
auquel on vient d'injecter de l'essence d'absinthe, pour
se convaincre que l'air expiré a l'odeur de l'absinthe.
Dans ces conditions, nous croyons que cette essence est
incapable de provoquer des accidents qui lui soient
propres; tout au plus peut-elle modifier légèrement les
symptômes de l'alcoolisme.

On a dit que l'absinthisme produisait des attaques
d'épilepsie bien franche, et dans une période peu avancée de l'intoxication; tandis que l'alcoolisme ne provo-
quait que des accès épileptiformes, et cela tardivement.

Or, en 1865, M. le D' Benoit de Giromagny (1), publiait un mémoire dans lequel il rapporte des faits d'épilepsie franche, *d'origine purement alcoolique*; postérieurement aux expériences de M. Magnan, De Smeth publiait dans la *Presse médicale belge* (1870), plusieurs cas d'épilepsie alcoolique; Challand (thèse citée, 1871), rapporte un cas d'épilepsie alcoolique observé dans le service de M. Trélat, à la Pitié. Enfin nous tenons de M. le D' Lardier deux observations d'épilepsie survenue chez des individus qui n'avaient jamais pris d'absinthe.

Tous ces faits prouvent au moins que la différence entre les deux intoxications n'est pas bien tranchée.

D'ailleurs, au point de vue thérapeutique, cette distinction importe peu; la strychnine a raison de l'absinthisme comme de l'alcoolisme (voir obs. V); mais pour que son triomphe soit assuré, il faut que l'intoxication soit chronique; elle ne peut rien contre l'alcoolisme aigu ou ivresse. Il importe de bien préciser ce point; il y a la même différence entre l'ivresse et l'alcoolisme chronique qu'entre l'indigestion et la dyspepsie. L'alcoolisme aigu succède immédiatement à l'ingestion trop copieuse, mais passagère, de boissons spiritueuses; l'alcoolisme chronique, à l'ingestion parfois modérée, mais répétée, de ces mêmes boissons, et les accidents n'apparaissent parfois qu'après de longues années d'excès. Le premier se dissipe de lui-même après quelques accidents plus ou moins bénins; une nuit de sommeil suffit d'ordinaire pour amener ce résultat, et rien ne reparaît si les excès ne se renouvellent pas; le

(1) Gazette médicale de Strasbourg, mai 1865.

second va toujours en s'aggravant, car le buveur, n'é-
tant prévenu par aucun accident immédiat, ne cesse pas
l'emploi de l'alcool qu'il ne croit pas lui être perni-
cieux. L'alcoolisme aigu n'est en quelque sorte qu'une
indisposition ; l'alcoolisme chronique est une véritable
diathèse acquise. Le delirium tremens n'est pas l'alcoolisme aigu, c'est une manifestation aiguë de l'alcoolisme chronique.

CHAPITRE III.

Ces quelques considérations préalablement posées, qu'allons-nous faire pour combattre le mal ? Un grand principe domine la thérapeutique de l'alcoolisme, c'est celui-ci : « L'alcoolisme est une maladie générale, qu'on doit traiter comme telle et non comme un assemblage de symptômes ; on ne s'arrêtera pas à combattre chaque symptôme par un médicament qui réussirait chez un malade ordinaire, mais échoue invariablement chez un alcoolique ; il faut chercher un agent qui s'adresse à la maladie en général ; cet agent, c'est la strychnine. La strychnine remédie à tout, troubles nerveux ou cardiaques, cérébraux ou gastriques. » Il est un autre principe également très important, c'est qu'il ne faut pas priver brusquement les malades de toute boisson alcoolique ; il faut en continuer l'usage pendant plusieurs jours, de façon à amener la désaccoutumance peu à peu ; le succès est souvent à ce prix. L'observation suivante, extraite des Etudes de thérapeutique du Dr Luton (Paris, 1882), montrera la vérité du premier principe que nous avons posé.

Observation I.

Un négociant de Reims, âgé d'une soixantaine d'années, était en cachette adonné aux excès alcooliques, mais sans jamais s'enivrer. A la suite de chagrins arrivés coup sur coup, de fatigues de toutes sortes, de refroidissemént, il fut pris, une belle nuit, de fièvre, de délire, d'insomnie, d'agitation allant jusqu'au tremblement convulsif. Lorsque je le vis le lendemain, la fièvre persistait, le visage était animé, les yeux brillants ; la langue était saburrale; il y avait de la dyspnée, de la toux, mais, à l'auscultation, les signes étaient tous négatifs. Il y avait, en outre, de la jactitation, la parole était entrecoupée, les gestes ataxiques. Le malade déclare que, depuis plusieurs nuits, il ne dort pas, et que, lorsqu'il s'assoupit, il est en proie à des rêves effrayants ; il se plaint de mal de tête, la lumière offense ses yeux. L'appétit est nul ; constipation.

Je porte le diagnostic de *delirium tremens* sans détermination locale, mais avec embarras gastrique.

Au lieu de m'arrêter à combattre symptôme par symptôme, l'embarras gastrique par l'éméto-cathartique, l'insomnie par l'opium ou le chloral), le tremblement par les antispasmodiques, etc., je prescris d'emblée une potion gommeuse avec 2 grammes de tein - ture de noix vomique, à prendre par cuillerées à bouche d'heure en heure.

Les premières cuillerées de la potion augmentèrent l'anxiété et la dyspnée ; mais bientôt se déclarèrent des vomissements bilieux abondants. Le soulagement qui s'ensuivit fut prompt et décisif; la langue se déchargea, la céphalalgie cessa ; la nuit suivante fut bonne et accompagnée d'un sommeil réparateur. Le lendemain, le malade n'était plus le même; il ne restait plus qu'un peu de tremblement des mains et de la langue. Le traitement par la noix vomique, suivi ultérieurement, acheva de faire disparaître ces derniers vestiges de la maladie.

Nous avons ici un cas curieux de delirium tremens se déclarant chez un individu qui ne s'enivrait jamais; mais ce que nous remarquerons surtout dans cette observation, c'est l'extrême rapidité d'action de la strych-

nine ; cette remarque s'applique d'ailleurs à toutes les
observations qui suivent, et nous la faisons une fois
pour toutes. Les vomissements qui survinrent après
l'administration des premières cuillerées de la potion
tiennent probablement au mauvais état des voies digestives du malade : ils évacuèrent sans doute une partie
du médicament, mais ce qui en fut absorbé fut suffisant pour produire une amélioration rapide ; le malade,
qui n'avait pas pu dormir depuis plusieurs nuits, dormit la nuit qui suivit l'administration de la noix vomique, et le tremblement, ce symptôme si rebelle et qui
persiste si souvent en dépit de toutes les médications
instituées, finit par disparaître entièrement. Ici la noix
vomique, employée seule, a triomphé de tous les accidents, gastriques, cérébraux ou nerveux ; c'est donc
bien une médication qui s'adresse à la maladie en général et non à tel ou tel symptôme déterminé.

Quand au second principe que nous avons posé, de ne
pas supprimer brusquement l'usage de l'alcool, il se
trouve suffisamment confirmé par les exemples que nous
avons cités, d'individus saisis de delirium tremens par
le seul fait de la suppression des boissons alcooliques,
delirium disparaissant souvent dès qu'on rendait les
boissons dont on avait supprimé l'usage. Au reste, en
voici une nouvelle preuve prise dans la pratique du
Dr Luton (loco citato).

OBSERVATION II. (Etudes de thérapeutique du Dr Luton.)

Alcoolisme à forme dépressive et comateuse.

Un chiffonnier de 57 ans, livré aux habitudes alcooliques depuis
plus de vingt ans, était entré dans notre service de l'Hôtel-Dieu

pour une diarrhée chronique, née sous l'action de son intempé-
rance. Mais, au lieu de voir se déclarer chez lui les accidents du
delirium tremens, il présenta la forme dépressive ou comateuse de
l'alcoolisme. En effet, il tomba bientôt dans unr sorte de collapsus
dont aucune excitation ne le pouvait tirer. La situation devenait
fort grave; lorsque, tenant compte de l'origine probable de son
mal, et admettant très bien qu'un délire gai avec insomnie et agitation n'en était pas la conséquence obligée, nous entreprîmes la
médication strychnique. Ce fut comme une résurrection. Les
forces se relevèrent à l'instant, et la parole se rétablit. Mais le sommeil fut détruit. C'est alors que nous pûmes voir chez ce malade,
comme depuis sur d'autres, que le meilleur narcotique qu'on pût
donner en pareil cas, c'est l'alcool lui-même. Une potion de 125
grammes contenant 25 grammes d'alcool à 90°, constitue le cal-
mant le plus sûr qu'on puisse trouver. Et nous vîmes ici un phéno-
mène des plus concluants ; dès que, dans les premiers temps, nous
voulions interrompre la médication strychnique et l'usage de la
potion alcoolique, le malade retombait dans sa torpeur demi-pa-
ralytique, cessant de parler, de se mouvoir, de manger, et néanmoins ayant la diarrhée et ne dormant pas. Il suffisait de reprendre la médication formulée plus haut pour tout remettre en place.
Ce malade finit par guérir entièrement et par sortir de l'hôpital.

Ici la strychnine paraît avoir dépassé le but; le malade, plongé dans la somnolence ou plutôt le coma, fut
trop bien réveillé par la médication instituée, puisque
le sommeil fut supprimé ; mais il suffit d'un peu d'alcool
pour amener la guérison complète. Nous remarquons
le même effet produit par la strychnine, dans l'observation suivante :

OBSERVATION III (inédite.)

Communiquée par le Dr Lardier.

Stupeur alcoolique et strychnine.

Le 20 mars 1882. Le nommé C..., âgé de 48 ans, adonné à l'ivrognerie, a, sous cette influence, considérablement maigri, et dans

son habitus il existe une hébétude incroyable, ajoutée à du tremblement alcoolique. Je l'ai soumis pendant plusieurs jours à 2 centigr. de strychnine qui ont amené, sinon une guérison complète,
du moins une amélioration notable, et dans le tremblement, l'habitus et surtout dans le recouvrement d'un appétit indomptable.
L'insomnie persistante n'a pas été modifiée par cette médication,
mais elle a cédé à des doses très légères d'opium.

Ici la strychnine fut impuissante à procurer le sommeil : peut-être la dose employée était-elle trop faible,
peut-être l'insomnie tenait-elle à une cause quelconque
étrangère à l'alcoolisme; dans tous les cas, le sommeil
fut procuré par des doses très légères d'opium, ce qui
n'aurait certainement pas eu lieu si l'on avait eu recours
d'emblée à la médication opiacée avant d'administrer la
strychnine; on a vu en effet quelles doses énormes
d'extrait thébaïque ou de laudanum étaient amenés à
prescrire les partisans de l'opium; et encore ne réus-
sissaient-ils pas toujours à faire dormir leurs malades.
L'alcoolisme se révèle donc, jusqu'à un certain point,
par cette propriété qu'il a de rendre les intoxiqués réfractaires à tous les médicaments ; c'est là une tolérance
morbide que la strychnine détruit immédiatement, et
l'un de ses premiers effets est de placer les buveurs sur
le même rang que les autres malades, sous le rapport
de la sensibilité aux médicaments ; c'est ce qui nous ex-
plique le prompt succès dont fut suivie l'administration
du chloroforme chez un alcoolique soigné par le Dʳ Lardier.

OBSERVATION IV (inédite. — Dʳ Lardier.)

Vertige alcoolique. Luxation de l'épaule. Strychnine et chloroforme.

Je suis appelé au milieu de la nuit du 18 février 1881 à donner des soins au nommé B..., âgé de 35 ans, cafetier de son état, et buveur de bière comme il s'en rencontre peu. Il est alcoolique au premier chef. Le 17 février, à 4 heures du soir, étant de noce et n'ayant pour ainsi dire pas quitté la table depuis la veille au matin, il fut pris en se renversant sur sa chaise d'un vertige dont il ne se rendit pas bien compte. Il glissa sur sa chaise qui tourna en même temps que lui, et B... en tombant vint donner de l'épaule contre le coin d'une armoire voisine. On me fit mander au milieu de la nuit. Connaissant l'alcoolique, j'avais emporté une solution de sulfate de strychnine à 0,04 centigr. par division de ma seringue à injections hypodermiques, et, par précaution, ce que j'avais de chloroforme sous la main.

Quand j'arrivai, je reconnus une luxation sous-coracoïdienne de l'humérus gauche. Devant la puissante musculature de B..., en présence des violentes douleurs qu'il manifestait, je songeai aussitôt à user du chloroforme pour réduire sa luxation. Je commençai cependant par faire une injection hypodermique de 8 milligr. de strychnine. J'attendis un quart d'heure, puis je commençai l'administration du chloroforme. Chez un alcoolique, alors que je craignais d'avoir une période d'excitation remarquable, cette période dura très peu et fut de peu d'intensité. Les 40 gr. de chloro-dont je disposais suffirent parfaitement à obtenir la résolution musculaire, et je réduisis la luxation séance tenante et sans difficulté. Le réveil fut facile; il y eut quelques vomissements alimentaires, mais de très courte durée. Le restant de la journée se passa bien ; le lendemain, il y eut un peu d'embarras gastrique. L'intoxication alcoolique persistait cependant, et je la combattis par l'usage du sulfate de strychnine à la dose de 2 centigr. par jour. Depuis, j'ai eu l'occasion de revoir B... fréquemment. Il s'est parfaitement bien trouvé de l'usage des pilules de strychnine. Il les reprend de temps à autre, de son chef, quand les excès de boissons auxquels son métier l'oblige amènent chez lui du tremblement alcoolique.

La suppression de la période d'excitation chez un alcoolique, suppression presque complète, est certainement un fait des plus remarquables. Les alcooliques, en effet, sont réfractaires au chloroforme et le supportent très mal ; on se rappelle le fait de M. Bouisson, voulant

traiter l'alcoolisme par les inhalations de chloroforme ;
il fut forcé d'y renoncer, car il se produisit chez son malade, sous l'influence des inhalations, des convulsions
épileptiformes. Or, ici, rien de pareil n'eut lieu ; le malade du Dr Lardier se conduisit sous le chloroforme
comme un individu sain sous le rapport alcoolique ; ce
résultat, évidemment dû à l'injection préalable de
strychnine, demanderait à être confirmé par de nouvelles recherches que nous n'avons pas eu l'occasion
d'effectuer.

Dans les observations II et III, la strychnine fut impuissante à procurer le sommeil ; mais il n'en est pas toujours ainsi, et ces cas constituent des exceptions. Ordinairement, les alcooliques recouvrent rapidement le
sommeil sous l'influence de la médication strychnique ;
l'observation I en fait foi, comme aussi les quelques observations que l'on va lire.

OBSERVATION V (Dr Lardier.)

Rapportée dans « Etudes de thérap. générale et spéciale, Dr Luton ».

Octobre 1880. Un jeune homme de 28 ans, vigoureusement bâti,
d'une santé et d'une force musculaire peu communes, avait déjà
fait, il y a un an, au régiment où il était maréchal en pied, des
excès alcooliques que comportait du reste son métier. Il revient,
au sortir du service, s'établir maréchal-ferrant en notre ville. Il se
livra, c'était fatal, à de nouveaux excès de boisson, et s'adonna surtout à l'usage de l'eau-de-vie et de l'absinthe. La fête patronale lui
procura l'occasion d'exagérer encore ses libations. Bref, il fut pris
de folie alcoolique, de delirium tremens. La famille réclama les
soins de notre confrère M. le Dr Pernet, qui lui administra l'opium
et le chloral, larga manu, le tout sans obtenir la moindre amélioration. Cet état durait depuis trois jours ; le malade s'était préci-
pité du premier dans la rue, du reste sans se faire de mal ; il avait

tenté d'étrangler sa sœur, lorsque M. le Dr Pernet me fit demander en consultation. Je conseillai aussitôt la médication strychnique ; je fis préparer une solution de sulfate de strychnine pour injections hypodermiques. On fit une première injection d'un demi-centigramme à 3 heures après-midi, une seconde à 6 heures, et notre alcoolique, qui n'avait pas dormi de quatre jours, passa une excellente nuit dans la plus parfaite tranquillité.

On pratiqua le lendemain matin une nouvelle injection, et depuis ce moment l'amélioration, je veux dire la guérison, ne s'est pas démentie, à la stupéfaction de tous les parents qui entouraient le malade et au moment où l'on était sur le point de le faire interner à Maréville.

Malheureusement, ce magnifique résultat fut compromis par les imprudences du malade qui retomba dans ses anciennes habitudes et environ un an après sa guérison, il avait une nouvelle attaque de delirium tremens.

OBSERVATION VI (inédite. — Dr Lardier.)

Delirium tremens essentiel et strychnine.

19 janvier 1882. Le maréchal-ferrant qui fait le sujet de l'observation précédente, a été repris d'une nouvelle atteinte de delirium à la suite de libations trop nombreuses. J'apprends du Dr Pernet que le traitement qui nous avait si bien réussi l'année précédente a été mis en œuvre derechef, et avec le même succès que la première fois. J'ai vu ce jeune homme aujourd'hui : il est d'une politesse et d'une obséquiosité qui ne lui sont pas habituelles.

Je dois ajouter que F... a abandonné son métier de maréchal, et depuis le mois de janvier jusqu'à ce jour (octobre) je n'ai pas eu connaissance qu'il ait été trouvé une seule fois en état d'ivresse.

Observation VII (personnelle, inédite.)

Recueillie dans le service de M. le Dr Luton.

Alcoolisme chronique.

Le nommé Maïl..., âgé de 42 ans, menuisier, entre à l'Hôtel-Dieu le 5 mai 1881, salle Saint-Remi, lit n° 18. Ce malade a perdu sa femme et ses enfants il y a deux ans ; il s'est consolé en fréquentant les cabarets. Depuis longtemps déjà, il mange très peu. Il avait l'habitude, d'après ce qu'il nous dit, de boire le matin à jeun plusieurs verres d'alcool, et dans la journée beaucoup de bière. Au moment de son entrée à l'Hôtel-Dieu, nous constatons chez lui un tremblement excessif des mains : il a peine à porter son gobelet à sa bouche. La langue est saburrale ; il a souvent des nausées le matin, mais jamais de pituite ni de vomissements ; il va régulièrement à la selle. Le soir de son entrée, il mange un peu ; mais c'est la première fois depuis quatre jours. Il dort peu la nuit, a souvent des cauchemars ; la nuit dernière, il est tombé de son lit en s'agitant. Grande loquacité, un peu d'hébétude du visage. Il présente une hyperesthésie générale assez prononcée ; un peu d'algidité des extrémités. Il se plaint d'une légère dyspnée et d'un grand affaiblissement ; le pouls est petit et fréquent, l'auscultation ne révèle rien.

Il s'agit évidemment là d'un cas d'alcoolisme chronique ; aussi fait-on à ce malade, le soir même, une injection de 1/2 centigr. de sulfate de strychnine. La nuit qui suivit fut assez bonne, et le malade dormit tranquillement.

Le lendemain 6 mai, le tremblement a un peu diminué. Deux injections de 1/2 centigr. de strychnine, une le matin, une le soir. On les continue encore trois jours, puis on les supprime. Le malade sort le 15 mai parfaitement guéri.

Observation VIII (personnelle, inédite.)

Delirium tremens. — Epistaxis répétées.

Le nommé Hav..., 35 ans, tonnelier, entre le 13 avril 1881 dans le service du Dr Luton, salle Saint-Remi, lit n° 18.

Ses mains sont agitées par un tremblement impossible à réprimer, la face est rouge, les artères sinueuses, le pouls assez lent

(56 puls. le soir). Le malade dort peu, et le peu de sommeil qu'il prend est troublé par des cauchemars ou des visions fantastiques; toute la nuit de son entrée à l'Hôtel-Dieu, il se bat contre le télégraphe; il voit souvent des grenouilles et des crapauds dans ses rêves. Il mange très peu. Depuis très longtemps, il se plaint en outre de douleurs dans la région abdominale ; depuis deux mois, ces douleurs se sont fortement accrues. Il avoue avoir l'habitude de boire, depuis au moins quinze ans, un verre ou deux de vin blanc le matin à jeun.

On prescrit deux injections de 1/2 centigr. de sulfate de strychnine par jour. Potion de Todd avec 25 grammes d'alcool à 90°.

15 avril. Le sommeil est revenu en partie, et il est assez tranquille. La veille, à cinq heures du soir, épistaxis assez abondante.

Le 16. On diminue de 5 grammes par jour l'alcool de la potion de Todd ; le malade a eu une nouvelle épistaxis, qui s'est reproduite le 19 et le 21.

Le 28. Le malade ne tremble plus ; il mange et dort. Encore une épistaxis le soir, très peu abondante cette fois.

Enfin, le 7 mai, le malade quitte l'Hôtel-Dieu ; il n'a plus eu d'épistaxis depuis le 28 avril.

La cause la plus légère suffit souvent pour faire éclater le delirium tremens; les accès se sont-ils produits chez ce malade à l'occasion d'une épistaxis qu'il aurait eue avant son entrée à l'hôpital? Il nous a été impossible d'obtenir des renseignements précis à cet égard, mais cette hypothèse est très vraisemblable.

Dans cette autre observation, l'attaque paraît avoir été symptomatique d'un abcès de l'aisselle.

OBSERVATION IX (inédite. — Dr Lardier.)

Erysipèle de la face. — Alcoolisme.

Dans les premiers jours de mai 1882, je suis appelé à Ménil, auprès de M..., boulanger, atteint d'érysipèle de la face. M... est un alcoolique et boit dès le matin des verres d'eau-de-vie, pour « se donner du cœur à l'ouvrage ». Il est naturel de penser que dans cette poussée érysipélateuse, il y eut du délire et d'autres accidents cérébraux. Le tremblement si caractéristique des alcooliques, dans toutes les affections fébriles, tremblement qui souvent n'existait pas avant la fièvre, me faisait déjà songer à la strychnine. Un énorme abcès da l'aisselle s'ajoutait encore à la faiblesse de M... Il y eut pendant cette seconde période de suppuration, alors que la poussée érysipélateuse était terminée, de nouvelles hallucinations et un manque absolu de sommeil. J'entrepris la médication strychnique à la dose de 2 centigr. par jour en quatre pilules. Cette médication active eut un plein succès. Au bout de deux jours, tous les accidents avaient disparu. J'ouvris alors l'abcès de l'aisselle.

Grâce à la strychnine, l'appétit qui manquait déjà depuis fort longtemps, car le malade ne se nourrissait que de pain et de vin, reparut avec le sommeil. Il y eut en peu de jours une amélioration notable. Malgré la disparition de tous ces accidents, la médication strychnique fut continuée pendant quelques jours encore. L'état actuel est supérieur, et de beaucoup, à celui qui existait avant la maladie. De plus, heureuse modification, M..., pour le moment du moins, ne boit plus d'eau-de-vie.

Bien que le delirium tremens soit le plus souvent symptomatique, il est souvent fort difficile d'en déterminer la cause; témoin la statistique de Franck, où sur 636 cas la cause resta inconnue 546 fois. Cette impossibilité de savoir à quoi rattacher le délire se rencontre surtout dans la pratique hospitalière; les malades sont amenés à l'Hôtel-Dieu, la plupart du temps, par des amis ou des voisins qui s'en vont au plus vite dès que l'admission est obtenue; quant au malade lui-même, il est incapable de donner le moindre renseignement sur un état dont il ne se rend pas compte; aussi, dans les observations qui nous sont personnelles, avons-nous dû le plus souvent renoncer à trouver l'affection primitive, sans pour cela considérer les accès comme essentiels.

Observation X (personnelle et inédite.)

Lall..., âgé de 46 ans, charpentier, entre le 2 avril 1881 à l'Hôtel-Dieu, salle Saint-Remi, n° 25. Ce malade a des habitudes alcooliques invétérées; depuis plusieurs années, il boit tous les matins un petit verre d'eau-de-vie; mais depuis quelque temps, un mois environ d'après ce qu'il nous dit, il boit une quantité d'alcool beaucoup plus considérable, à peu près un cinquième par jour; en outre, comme sa femme tient un débit de boissons, il boit beaucoup de vin, même entre ses repas. Dans la nuit du 1er au 2 mars, il a eu une attaque de delirium tremens : il voulait battre sa femme et tout briser chez lui ; le 2 mars, il entrait à l'hôpital et voici ce que nous avons observé :

Les mains sont agitées par un tremblement excessif, le malade a beaucoup de peine à porter un verre à sa bouche : il se plaint de ressentir, depuis une quinzaine de jours seulement, des douleurs et des fourmillements. En général, il dort assez bien la nuit; cependant il y a des périodes pendant lesquelles il ne dort pas, mais jamais il n'éprouve de cauchemars ou d'hallucinations, d'après ce qu'il nous dit. On ne sait jusqu'à quel point ce dernier renseignement est exact, car sa femme prétend le contraire.

Il a conservé un bon appétit; jamais de nausées ni de pituite, assure-t-il ; mais assez souvent il a le matin des vomissements bilieux. Il va facilement à la selle, ordinairement deux fois par jour, mais sans diarrhée. Très peu de fièvre le soir. Pas d'anesthésie ni d'hyperesthésie. Les artères ne sont pas athéromateuses.

On lui fait le soir une injection de 1/2 centigr. de sulfate de strychnine.

3 avril. Même état. Potion de Todd (25 grammes d'alcool à 90°), injection de 1/2 centigramme de strychnine matin et soir. Le malade a eu du délire toute la journée.

Le 4. Le malade n'a pu reposer; toute la nuit il a été agité par des cauchemars. Le matin, il est plus tranquille et a conscience de son état.

Le 5. Le mieux continue. Trois injections de 1/2 centigramme.

Le 11. Le tremblement disparaît, mais le sommeil n'est pas revenu, et le malade ne mange toujours pas. Il ressent toujours des douleurs dans les jambes ; constipation. Le 15, on diminuait de

5 grammes la potion de Todd ; on arrive le 19 à la supprimer complètement ; depuis le 13, les injections de strychnine ont été remplacées par deux pilules de 1/2 centigramme chaque; enfin, le 20, on constate un début de cirrhose du foie.

Malgré les observations qu'on lui adresse, le malade se trouve suffisamment rétabli, et sort de l'Hôtel-Dieu le 21 avril sur sa demande.

OBSERVATION XI (personnelle, inédite.)

Delirium tremens, forme professionnelle.

Le nommé Bad..., 43 ans, caviste, entre à l'Hôtel-Dieu de Reims le 28 avril 1881, salle Saint-Remi, n° 19. Depuis quatorze ans environ, d'après son aveu, ce malade boit énormément de vin de Champagne ; ces excès lui sont facilités par sa profession de caviste. Depuis longtemps déjà, il ne mange pas, dort peu, et a des hallucinations.

Le 27 avril au soir, il a eu chez lui un accès de delirium tremens; il voulait tout briser, et on ne parvint qu'à grand'peine à le contenir. Le lendemain matin, on l'amenait à l'Hôtel-Dieu; à peine arrivé, il déchirait les rideaux de son lit. Quand nous le voyons, il est agité par un tremblement convulsif; le délire ne l'a pas quitté, et il parle toujours de son ouvrage (délire professionnel). Il ne veut pas rester dans son lit, et on est obligé de lui mettre la camisole de force. La langue est sèche; jamais de pituite le matin. Le malade est dans un état d'anémie assez prononcé. Il urine involontairement dans son lit; les urines sont rouges et chargées d'urates.

Injection le soir même de 1/2 centigramme de strychnine. Potion de Todd.

Le 29. Le malade est moins agité, et répond en partie aux questions qu'on lui pose. On lui fait dans la journée deux injections de 1 centigramme chaque.

Le 30. Le malade est toujours à peu près dans le même état. Il transpire beaucoup, le pouls est fréquent ; rien, à l'auscultation du cœur ou de la poitrine. On prescrit trois injections de 1 centigramme de sulfate de strychnine.

A midi (trois heures après la deuxième injection qui avait été faite à neuf heures), le malade éprouve une série de secousses convulsives très violentes, comparées par l'infirmière à une attaque d'épilepsie ; ces secousses, qui d'ailleurs se prolongent peu, sont probablement des secousses tétaniques dues à l'absorption de la strychnine; elles ne se renouvellent pas dans la journée. On fait la troisième injection de strychnine à huit heures du soir.

Le 1er mai. Le mieux commence à se manifester : très peu d'agitation. On supprime la potion alcoolique. Le malade est toujours un peu algide, malgré la fréquence de son pouls; on lui fait une injection de trois seringues d'éther. Une seule injection de strychnine (0,01) le soir à 6 heures.

Le 2. Le mieux persiste ; le malade comprend toutes les questions et y répond; la veille au soir il a mangé de la soupe et bu du lait, pour la première fois depuis son entrée à l'hôpital. Le tremblement a disparu presque entièrement. On fera désormais une seule injection de un centigramme de sulfate de strychnine.

Le 3. A dormi toute la nuit; quelques secousses peu marquées. Le malade retient maintenant ses urines ; la langue est redevenue normale.

Une seule injection de 0,005 milligrammes de strychnine.

Le 4. Le malade se sent rétabli et demande à se lever ; il a peu dormi la nuit; le tremblement est presque imperceptible.

Le 6. Il se met à tousser ; l'auscultation fait reconnaître des râles muqueux aux bases. Enfin, le 20 mai, il ne reste plus aucune trace de l'intoxication alcoolique; le malade ne tremble plus, il mange et dort bien : pas d'agitation. Il sort le 24 mai.

Dans ces deux observations, la cause nous échappa ; il n'en est pas de même de la très intéressante observation qui suit, dans laquelle le delirium tremens fut symptomatique d'une varioloïde.

OBSERVATION XII (résumée. — Dr Luton.)

Bulletin de thérapeutique du 15 juin 1882, page 473.

Th..., 45 ans, chiffonnier, entré le 12 janvier 1882, salle Saint-Remi, no 30, présente tous les symptômes de l'alcoolisme : tremblement général très marqué, troubles gastro-intestinaux, désordres de l'intelligence. Fort agité depuis son arrivée., il ne fait que parler et se lever, et cependant il prétend être parfaitement tranquille; il n'a pas, dit-il, de cauchemars pendant la nuit; néanmoins il rêvasse continuellement. Il a le nez et les pommettes piquetés de rouge, la pupille dilatée, le regard mort, la voix rauque. les muscles atrophiés. Chez lui, les habitudes de boisson sont constantes, et il ne le nie pas; il avoue qu'il aime « à boire un coup avec les amis, » et sa profession lui procure beaucoup d'occasions de satisfaire son penchant.

Le lendemain 13, on prescrit deux injections de strychnine de 0.01 centigramme chaque, à pratiquer matin et soir; on y joint une potion de Todd pour la nuit.

Le 14 au matin, on découvre un véritable rash variolique, précédé d'un piqueté rouge qu'on avait remarqué la veille. Même traitement.

Le 15, quelques pustules varioliques sur tout le corps. Le délire est extrême; on transporte le malade dans une salle particulière, et là on est obligé de le manchonner. On lui fait, sans parvenir à le calmer, trois injections de 0,01 centigramme de sulfate de strychnine.

Le 16, même agitation et délire. A six heures du matin, on fait une première injection de 0,01 centigramme. A 9 heures, pas d'amélioration; M. Luton ordonne de pratiquer, toutes les deux heures, une injection de 1 centigramme de strychnine jusqu'à rémission; la plus grande attention est prescrite dans l'emploi du médicament. La deuxième injection se fait séance tenante; la troisième à neuf heures, la quatrième à une heure de l'après-midi. Le malade n'accuse aucune crampe. A trois heures, nouvelle injection (cinquième) ainsi qu'à cinq heures (sixième). Le malade reste silencieux et reprend sa connaissance; interrogé sur ce qu'il éprouve, il dit ne pas ressentir la moindre crampe ou le moindre malaise.

A huit heures du soir, il est assez tranquille; il délire encore un peu, mais parle bas. De peur que la nuit ne ramène quelques accidents, on lui administre une septième et dernière injection.

Le 17, à la visite du matin, il est tout à fait calmé. Il a bien dormi; pas de céphalalgie ni d'engourdissements. La varioloïde a suivi sa marche habituelle. Tout traitement spécial est suspendu.

Le 18, le malade, ramené dans la salle commune, ne présente plus la moindre trace de délire; le tremblement musculaire est presque entièrement disparu. L'alimentation est reprise.

Le 23. Th... commence à se lever. Il ressent dans les jambes des crampes très aiguës, mais le tremblement n'existe plus du tout. L'intelligence renaît. Le 30, Th... montre deux lettres qu'il vient d'écrire ; l'écriture n'en est nullement tremblée. Il ne ressent plus de crampes. Les facultés psychiques redeviennent intactes, et avec elles se réveillent les sentiments affectifs. Il songe à sortir et à reprendre son travail.

Il sort en effet le 13 février, après un mois de séjour à l'hôpital.

Comme le fait remarquer le Dr Luton, le delirium tremens symptomatique d'une varioloïde est un fait rare. Franck n'en trouva que 3 cas symptomatiques d'une variole, sur les 636 dont nous avons déjà parlé; mais il est dans cette observation un point bien plus remarquable encore : c'est l'énormité des doses de strychnine que l'on est arrivé à administrer sans provoquer d'accidents. « Nous insisterons particulièrement, dit le Dr Luton (loco cit.), sur cette dose excessive de sulfate de strychnine (7 centigrammes en quinze heures), encore augmentée par la circonstance de l'injection hypodermique, qu'il a fallu atteindre pour conjurer les accidents. Si d'un côté on aurait peut-être pu faire l'économie d'une ou deux injections sans compromettre le résultat total, il est certain d'autre part que cette dose extrême aurait pu encore être dépassée sans toucher aux limites du strychnisme. En un mot, chez l'alcoolique, il n'y a point, par suite d'une tolérance acquise, de bornes absolues à l'emploi de ladite substance. » Nous trouvons un autre exemple de tolérance étonnante pour la strychnine chez l'alcoolique du Dr Morey, qui prenait de la strychnine « sans plus de précautions que s'il se fût agi de simple sel ». Mais nous devons ajouter que cette tolérance varie beaucoup suivant les individus :

_Th... a pu supporter 7 centigrammes sans éprouver d'accidents, tandis qu'après la deuxième injection le malade qui forme le sujet de l'observation XI était pris de secousses tétaniques. S'il ne faut pas s'effrayer outre mesure de ces légers accidents strychniques, il convient pourtant alors de cesser momentanément l'administration du médicament pour ne la reprendre qu'après la cessation des secousses ou des crampes. D'après le Dr Luton, l'intervalle de deux heures paraît suffire pour épuiser les effets primitifs ou dangereux du toxique; on aura donc soin de ne pratiquer les injections de strychnine que de deux heures en deux heures.

CHAPITRE IV.

ALCOOLISME ET TRAUMATISME. — PNEUMONIE ALCOOLIQUE.
— ÉPILEPSIE ALCOOLIQUE.

*La médication strychnique comparée aux autres médications
dirigées contre l'alcoolisme.*

On sait avec quelle redoutable rapidité le moindre
traumatisme aboutit chez les alcooliques à une gangrène très grave, souvent même mortelle. Lemoine
(*Du décubitus aigu dans l'alcoolisme chronique*, thèse de
Paris, 1877) a réuni un certain nombre d'observations
d'eschares étendues survenues spontanément chez les
alcooliques gardant le décubitus dorsal depuis plusieurs jours. Pour nous, nous avons observé soit par
nous-même, soit indirectement, nombre d'alcoolisants,
dont plusieurs sont restés couchés deux, trois semaines
ou plus, et jamais nous n'avons observé le moindre accident de ce genre ; il est vrai que nos malades étaient
soumis à la médication strychnique. Par contre, nous
tenons du Dr Lardier plusieurs observations de trau-
matismes survenus chez des alcooliques qui ont été traités par notre médication, et dans aucun cas on ne vit se
produire la moindre trace de gangrène.

OBSERVATION XIII (inédite.— Dr Lardier.)

Alcoolisme et traumatisme. — Hémorrhagie passive. — Strychnine.

Le dimanche 27 mai 1882, le nommé Tr... d'Anglémont, âgé de

35 ans, se présente à ma consultation, et me montre une légère blessure qu'il s'était faite l'avant-veille. La portion terminale de l'extrémité digitale de l'annulaire droit avait été enlevée par un coup de faux. La blessure était des plus légères, et cependant depuis ce jour le sang n'avait pas cessé de couler. Le calibre du vaisseau qui donnait du sang était de la plus petite dimension; néanmoins l'hémostase n'arrivait pas à se faire toute seule. Chez un autre individu, sur une autre constitution, l'hémorrhagie se serait évidemment arrêtée d'elle-même et au bout de fort peu de temps. Je me demandais pourquoi les choses se passaient d'une manière différente chez ce blessé. Or, Tr... est un alcoolique renforcé; je songeai que sous l'influence de l'alcool, les petits vaisseaux altérés avaient perdu leur contractilité et restaient en quelque sorte béants. Partant de cette idée, je voulus essayer de réveiller la contractilité nécessaire à l'arrêt de cette petite hémorrhagie, et comme rien ne pressait, je fis avant le traitement approprié une injection de strychnine à 0,008 milligrammes sous la peau de l'avant-bras droit. Au bout de dix minutes à peu près, j'eus la satisfaction de voir cette hémorrhagie capillaire, résultant de l'intoxication alcoolique, s'arrêter sous l'influence de l'injection hypodermique de strychnine. Le pansement fut dès lors des plus simples, et tout en faisant à Tr... les exhortations appropriées, je l'engageai à prendre pendant quelque temps des pilules à base de strychnine.

Observation XIV (inédite. — Dr Lardier.)

Tremblement alcoolique. — Traumatisme et strychnine.

8 janvier 1882. Voinot, conducteur de voitures à la brasserie de Saint-Benoit, boit d'une façon extraordinaire. C'est un parfait alcoolique, quoique d'une vigueur et d'une taille d'athlète. Il y a environ huit jours, étant en route la nuit, il glissa, peut-être grâce à son état d'ivresse, sous sa voiture et se fit deux larges blessures à la jambe droite, sans qu'il y ait eu cependant fracture de l'os, car Voinot put encore marcher et faire quelques kilomètres à pied. Quand je le vis le lendemain, il avait de la fièvre, de l'embarras gastrique résultant de son ivrognerie, et enfin du tremblement très prononcé et d'origine évidemment alcoolique. Je fis appliquer locodolenti des compresses d'eau glacée, et suivant les conseils Dr Luton, j'administrai la strychnine à la dose quotidienne de

0,003 centigrammes en trois pilules. Au bout de deux jours tout tremblement alcoolique avait disparu, et le sommeil calme, n'était plus entrecoupé de cauchemars effrayants. L'appétit s'était réveillé, et la femme du malade m'assurait qu'il dormait et mangeait beaucoup mieux depuis sa chute qu'avant cet accident. Cela était facile à comprendre, Voinot ne buvait plus et absorbait de-la strychnine.

Est-il téméraire de penser que, dans cette dernière observation tout au moins, la gangrène se fût montrée dans l'administration rapide de la strychnine? Nous ne le pensons pas; toutefois, nous n'avons pas pu recueillir un nombre suffisant de faits pour répondre à cette question d'une façon tout à fait affirmative, et pour assurer que la strychnine aura une pareille efficacité dans tous les cas de traumatisme compliqué d'alcoolisme.

Alcoolisme et complications inflammatoires.

Il est dans l'intoxication alcoolique un point remarquable; c'est la gravité qu'affectent chez les intoxiqués les phlegmasies telles que les pneumonies ou les pleurésies; mais un point tout aussi remarquable, c'est la facilité avec laquelle les alcooliques contractent ces phlegmasies. Aussi, de tout temps, a-t-on surveillé avec la plus grande attention les voies respiratoires des alcooliques en traitement, et tous les médecins se sont-ils ingéniés à trouver le moyen de prévenir ou de combattre ces redoutables complications: malheureusement l'art est souvent impuissant, et la mortalité dans ces conditions reste effrayante; on pourra à cet égard con-

sulter les thèses de Pascal ; de Lucien Goy, de Géry (1),
Sur 11 observations de pneumonie alcoolique réunies
par Lucien Goy, notamment, la mort survint 7 fois et
l'on n'obtint que 4 guérisons ; la médication employée
consistait en toniques, associés à l'ipéca, l'émétique,
l'opium ou la digitale, suivant les indications. La strychnine devait forcément, elle aussi, se heurter contre des
cas aussi difficiles ; si elle n'a pas toujours triomphé
dans cette lutte, on peut dire qu'elle a rendu autant de
services que n'importe quelle médication essayée, et
son échec, par exemple dans l'observation suivante, ne
doit pas lui être trop reproché, comme le fait remarquer
le Dr Luton lui-même.

OBSERVATION XV. (Etudes de thérap., Dr Luton.)

Pneumonie alcoolique. — Mort par insuffisance de traitement.

L'influence du traitement est tellement prépondérante, que
lorsque par malheur on est dans l'impossibilité de l'employer ou
qu'on n'arrive pas à temps, la mort en est la conséquence fatale.
Chez un tonnelier, âgé de 30 ans environ, que nous traitions pour
une pneumonie franche en apparence, pneumonie occupant du
reste toute la hauteur du poumon gauche en arrière, jusqu'au cinquième jour tout allait bien, et aucun symptôme fâcheux ne venait
troubler notre sécurité, lorsqu'un délire formidable fit explosion
dans la nuit du cinquième au sixième jour. Le malade s'échappa
à demi-nu dans la rue par un temps d'hiver. C'est en vain qu'é-

(1) Dezwarte. De l'influence de l'alcoolisme sur la marche et le traitement des maladies aiguës. Thèse de Paris, 1860.

Pascal. De l'alcoolisme et de son influence sur la marche des maladies. Th. de Montpellier, 1868.

Géry. Pneumonie des alcooliques. Th. de Paris, 1871.

Lucien Goy. De la pneumonie chez les alcooliques. Th. de Montpellier, 1874.

Chevalier. Même sujet. Th. de Paris, 1880.

clairé tardivement sur la nature intime de tous ces accidents, nous fîmes une injection de 2 grammes de teinture de noix vomique sous la peau de l'avant-bras; il n'était plus temps, et une heure après le malade succombait, laissant son entourage effrayé d'une terminaison aussi foudroyante, et disposé à nous accuser plutôt que ceux qui, pour protéger leurs vins précieux, livrent à leurs ouvriers cavistes jusqu'à 3 bouteilles de vin par jour. C'est cela qui a été la première cause de cette mort, et nous pouvons regretter de n'avoir pas été aussi convaincu qu'aujourd'hui du grand rôle qui appartient *à la strychnine* dans de pareilles circonstances.

Dans un autre cas, que nous a communiqué M. Evrain, interne du service du Dr Luton, nous avons à enregistrer la même terminaison malheureuse; mais ici encore la dose employée a peut-être été trop faible. D'ailleurs, à notre avis, ces deux insuccès n'infirment en rien la thèse que nous soutenons, de la spécificité de la strychnine contre l'alcoolisme chronique. Est-il un médicament, si spécifique soit-il, qui triomphe infailliblement de tous les cas qu'il a à combattre? Le sulfate de quinine lui-même, ce type des spécifiques, compte à son passif nombre d'insuccès contre la fièvre intermittente; s'avisera-t-on de soutenir pour cela que la quinine n'est pas le spécifique de l'impaludisme? Quoi qu'il en soit, nous rapportons cette observation, en la résumant seulement; notre devoir est de ne rien dissimuler, et de rapporter loyalement les insuccès comme nous avons rapporté les guérisons.

OBSERVATION XVI (inédite.)

Communiquée par M. Evrain, interne du service.

Pleurésie et alcoolisme. — Mort.

J. iévain, 31 ans, entré à l'Hôtel-Dieu le 20 janvier 1882, salle Saint-Remi, n° 25. Ce malade a depuis plusieurs jours une pleurésie

droite avec un vaste épanchement; peu de fièvre. Il est très
loquace et très agité. Au premier aspect, son habitus paraît sin-
gulier; il ne présente pas de délire bien manifeste, mais il ne se
rend pas compte de son état et ne se trouve pas malade.

Les jours suivants, il est fort agité; il convient qu'il rêvasse
continuellement, sans pourtant avoir de cauchemars; il croit
toujours être au cabaret et jouer au billard; les renseignements de
sa famille nous le montrent d'ailleurs comme un véritable pilier
d'estaminet.

A partir du 22 janvier, on lui fait par jour deux injections de
1 centig. de sulfate de strychnine. Mais l'épanchement fait toujours de nouveaux progrès; malgré tout, Liévain se prétend
toujours bien portant. Le délire persistant, on continue le lendemain les deux injections.

Le 26 janvier. La matité atteint l'espace sous-claviculaire : le
Dr Luton pratique la thoracentèse et retire 2 litres de liquide
séreux. Le délire ne cessant pas, on fait dans la journée 4 injections de strychnine (4 centigr). Le soir, le délire est moindre.
Le 27. On suspend les injections. Dans la nuit du 27 au 28, et la
journée suivante, le malade cause beaucoup.

Le 29. Il reçoit la visite de plus de soixante personnes ; il n'en
reconnaît aucune; le soir, le délire est bien plus prononcé. De
2 heures en 2 heures, on pratique 4 injections.

Le 30. Il vient se joindre à la maladie primitive un érysipèle
de la face; beaucoup de fièvre, 130 pulsations. On fait 5 injections, la dernière à 7 heures du soir. Le malade sommeille et paraît assez calme.

Le 31. L'érysipèle gagne les joues. Le malade est tranquille
ne ressent pas la moindre crampe. Une seule injection le soir.

Le 1er février et les jours suivants, il est encore assez tranquille et parle raisonnablement. L'érysipèle commence à disparaître le 10 février. Le malade, qu'on voudrait nourrir, n'accepte
que de l'eau vineuse et un peu de lait. Le même jour, selles
abondantes; affaiblissement de plus en plus marqué; le délire
disparaît. Mort le 20 février dans l'après-midi.

L'autopsie n'a pu être faite.

Voilà les deux seuls insuccès que nous trouvions à
reprocher à la médication strychnique ; dans le 1er cas,

l'échec tient non à la strychnine, mais à l'insuffisance de la dose de strychnine employée ; dans le second, le malade eût sans doute succombé, n'eût-il pas eu d'antécédents alcooliques, à la gravité de son mal, et nulle médication n'aurait été capable de le tirer de ce mauvais pas. Ne voit-on pas tous les jours des individus, nullement entachés d'alcoolisme, succomber à des pleurésies avec vaste épanchement ? Cette terminaison fatale s'observe le plus souvent, il est vrai, quand la pleurésie siège à gauche ; cependant on a noté bien des cas de mort subite dans la pleurésie droite ; et la mort de Liévain ne peut diminuer en rien la confiance que l'on doit accorder à la strychnine. Du reste, si avancées que soient les lésions, du moment qu'elles ne sont pas irrémédiables, la strychnine les répare; on n'aura pour s'en convaincre qu'à lire le fait suivant, emprunté aux Etudes de Thérapeutique du Dr Luton :

OBSERVATION XVII.

Alcoolisme. — Gangrène pulmonaire. — Guérison.

Un cabaretier, âgé de 42 ans, notoirement buveur, fut atteint d'une pneumonie de la base, à droite, qui se compliqua bientôt d'une attaque violente de delirium tremens. Soigné d'abord chez lui, au moyen d'une potion contenant 1 gr. de teinture de noix vomique, nous n'observâmes en premier lieu aucun résultat ; et le délire devint tel, qu'il fallut transporter le malade à l'hôpital et l'y isoler. C'est alors que sous l'influence d'une double injection quotidienne d'un demi-centigramme de sulfate de strychnine, l'ordre se rétablit, et que les accidents principaux disparurent en trois ou quatre jours.

Mais si quelques doutes pouvaient subsister sur la réalité et la gravité de la lésion pulmonaire, il suffirait de mentionner ce fait, que des signes positifs de gangrène ne tardèrent pas à se manifester;

expectoration fétide, vomique, existence constatée d'une vaste caverne vers la base du poumon droit. Sous l'influence de la teinture d'Eucalyptus, dont nous avions déjà reconnu les propriétés en pareille matière, et que Bucquoy avait également signalée à ce même point de vue, la guérison s'ensuivit. Et de tout ce cortège d'accidents formidables, conjurés par quelques injections de strychnine et par un produit antiseptique spécial, il ne resta bientôt plus aucune trace.

La guérison survenant après des accidents de gangrène pulmonaire chez un alcoolique, voilà certes un fait tout à fait exceptionnel ; et si grande qu'on veuille faire la part de l'eucalyptus dans ce merveilleux résultat, on est forcé de reconnaître que la meilleure partie en revient à la médication strychnique ; dans des cas analogues, en effet, l'eucalyptus, administré seul, a été impuissant à amener la guérison.

Mais heureusement le mal n'est pas toujours aussi grave, et la plupart du temps on n'aura à combattre que l'alcoolisme ou le delirium tremens sans complications inflammatoires ; alors le succès est assuré, et la guérison ne se fait jamais attendre ; les observations suivantes montrent la vérité de cette affirmation.

OBSERVATION XVIII (personnelle et inédite.)

Le nommé G..., 28 ans, tisseur, entre le 13 avril 1881, salle Saint-Remi, n° 23. Depuis 3 ou 4 jours, il se plaint d'éprouver un malaise général ; grand affaiblissement, fièvre le soir : mais il ne ressent aucune douleur. Il a un tremblement très prononcé des mains et de la langue ; les yeux sont hagards, la parole difficile ; il ne dort presque pas la nuit, et a fréquemment des cauchemars et des hallucinations. Il y a quelque temps, il était au Cateau ; il avoue que depuis longtemps il buvait beaucoup d'alcool ; cependant il s'était un peu corrigé et buvait beaucoup moins, quand il vint à Reims il y a un mois. Il reprit alors ses anciennes habitudes, et bientôt il fut forcé d'entrer à l'hôpital. L'appétit est conservé ; pas de pituite ni de vomissements.

Les artères ne sont pas athéromateuses (1).

Le diagnostic d'alcoolisme chronique posé, on prescrit une injection de 1/2 centigr. de strychnine matin et soir. Potion de Todd.

15 avril, Le mieux est évident. Le tremblement a beaucoup diminué ; le sommeil est plus tranquille.

Le 16. On supprime les injections de strychnine et on diminue de 5 gr. tous les jours la potion de Todd.

Le 23. Après plusieurs alternatives de sommeil et d'insomnie, le malade se trouve tout à fait rétabli ; il ne tremble plus, dort et mange bien. Enfin, il sort de l'hôpital le 3 mai 1881.

Observation XIX (inédite. — Dr Lardier.)

Alcoolisme.— Troubles gastro-intestinaux. — Strychnine.

18 avril 1882. M..., âgé de 45 ans, actuellement professeur au collège de Châteaudun, a vécu dix ans environ à Constantinople. Les accidents qui m'amènent auprès de lui, lui sont familiers, et il ne s'en cache pas : « Je suis un alcoolique, docteur, me dit-il. » En Orient, il buvait au moins un demi-litre par jour d'une liqueur alcoolique appelée mastic ou raki. Revenu en France, il exagéra encore ses excès de boisson, et il en arriva à avoir des accès de delirium tremens. Bientôt pourtant il se maria ; l'épouse eut sur son mari une influence des plus salutaires. Celui-ci prit des habitudes de tempérance relative ; mais son organisme semblait saturé d'alcool ; le plus petit écart de régime était la source d'accidents sur la nature desquels le malade ne se méprenait pas. A

(1) A propos de ce caractère négatif, que nous avons plusieurs fois constaté, nous croyons utile de rappeler l'opinion que professe sur ce sujet un maître dont l'opinion en pareille matière ne sera contestée par personne ; nous voulons parler de M. Lancereaux: « Les excès de boisson, si je m'en rapporte à nos observations personnelles, ne sont jamais la cause de l'artérite généralisée, car sur des centaines d'autopsies d'alcooliques, il ne m'est pas arrivé une seule fois de rencontrer cette affection ; c'est au plus si, dans quelques cas, j'ai trouvé une artérite circonscrite, limitée à l'orifice de l'aorte. » E. Lancereaux. *Gaz. des hôpit.*, 13 août 1881.

diverses reprises, il eut des hallucinations et des troubles cérébraux. Quand je suis mandé, c'est exclusivement pour parer à des
accidents gastro-intestinaux qui se sont produits à la suite de l'ingestion d'une petite fiole de cognac que M. M... « poussé, dit-il,
par une force à laquelle rien ne saurait résister » , avait achetée à
l'une des gares qu'il avait traversées pour se rendre de Paris dans
les Vosges, où il allait passait ses vacances. A partir de ce moment, il fut perdu. Il eut des hallucinations ; mais les phénomènes prirent pour siège l'estomac et l'intestin. Vomissemenis in-
coercibles. L'estomac tolère à peine un peu de lait, qui est rejeté
quelques heures après. Le malade éprouve en outre des coliques
horribles qui occasionnent une sueur profuse dont il est inondé
à mon arrivée. Constipation opiniâtre.

Je suis vite fixé sur la nature de cette affection ; le malade lui-
même ne laisse pas persister le moindre doute à cet égard dans
mon esprit ; je prescris en conséquence 4 pilules de 5 milligr. de
strychnine.

16 avril. Le malade a pris ses 4 pilules et semble aller mieux.
Les vomissements sont plus rares. Je permets quelques verres de
champagne, mais le malade remarque lui-même qu'après l'absorption des pilules il éprouve une amélioration notable, tandis qu'une
heure après avoir bu du champagne, son état est moins satisfaisant.
Suppression du vin. La nuit a été meilleure, les rêves moins péni-
bles; les hallucinations ont en grande partie disparu.

17 avril. Je me munis, pour visiter le malade, d'une seringue à
injections et d'une solution de sulfate de strychnine; j'en injecte un
demi-centigramme. Je confie, après en avoir bien fait comprendre
le procédé opératoire, seringue et solution au frère du malade ;
on doit faire le même jour une injection de 5 milligr. Le lendemain, on ira jusqu'à 3 injections.

Détail à noter en passant: la morphine n'a jamais réussi à notre
malade.

Le 20. Mon alcoolique vient me voir; les injections lui ont, me
dit-il, fait un bien infini, et il est stupéfait de la rapidité de la guérison ; mais il ne dort pas; au moment où il va passer de la veille
au sommeil, il se produit des contractures dans tout le corps, contractures qui le ramènent aussitôt à la période de veille; son frère
m'avait déjà fait part de ce symptôme qu'il avait remarqué lui-
même. Néanmoins, je conseille la continuation de la médication
strychnique, car le malade m'affirme que dans les accès sem-

blables qu'il a eus précédemment, au moment de la convalescence, pareil fait se produisait.

Guéri à l'heure actuelle, il se promet de suivre scrupuleusement la médication strychnique s'il en ressent la nécessité Dans tous les cas, il tient à la faire connaître à son médecin ordinaire.

OBSERVATION XX (inédite.)

Communiquée par M. Evrain, interne du service.

B..., 49 ans, manœuvre maçon, entré le 27 mars 1882, salle St-Remi, n° 11. Il est amené par sa temme, qui avoue qu'il a l'habitude de boire beaucoup. À la moindre émotion, au moindre attouchement, ses pieds et ses mains sont agités de mouvements désordonnés; la marche même lui est impossible. Il porte le cachet d'une sénilité précoce. En outre, il a de l'embarras gastrique; il mange peu, accuse une soif ardente, ne dort pas; il voit dans ses rêves des animaux de toute espèce; tremblement musculaire exagéré, pas de délire. Le malade prétend avoir des crises dont on ne peut parvenir à lui faire préciser la nature. Il ressent dans la jambe gauche des crampes et un fourmillement continu. Il a déjà eu des attaques d'épilepsie, dont la nature nous échappe; nous devons toutefois faire remarquer que ce malade est un alcoolique vrai, et qu'il n'a jamais pris d'absinthe.

Le 28 au matin, première injection de sulfate de strychnine (0,01 centigr.). Au bout de vingt minutes, les bras, les jambes et la mâchoire commencent à s'agiter légèrement, dix minutes après, l'agitation s'éteint. Le soir, nouvelle injection de 0,01 centigr.

Le 29 mars, 2 injections de 0,01 centigr. Peu de temps après la première, il est pris d'une crise qui n'a pas été observée; orthopnée, tremblement excessif; quatre heures après la seconde injection, nouvelle crise, mais très légère.

Le 30 mars, 3 injections de 0,01 centigr. Soigneusement interrogé à chaque injection et dans les intervalles, le malade n'accuse rien autre que le fourmillement qui lui est habituel.

Le 31 mars, première injection à 8 heures; à 10 heures nouvelle crise, douleurs dans la jambe gauche. La crise est plus légère que les précédentes; deuxième injection à 4 heures, troisième à 8 heures. Pas de phénomènes strychniques.

Le 1er avril, on injecte en trois fois 0,025 de sulfate de strychnine; petites crampes dans les doigts. Les injections sont cessées.

Le malade reste encore deux jours à l'Hôtel-Dieu sans éprouver de nouvelles attaques. Maintenant, il peut marcher et mange bien; le sommeil est un peu revenu, le tremblement est à peine visible. Il sort le 4 avril sur sa demande ; le traitement strychnique, suivi seulement pendant cinq jours, a assez amélioré sa position pour qu il se croie complètement rétabli.

Chez un sujet sain, la strychnine administrée à une pareille dose produirait infaillib'ement des crampes musculaires et des accidents tétauiques redoutables : chez notre alcoolique, elle les a fait disparaître rapidement et, le 31 mars, trois jours à peine après la première injection, le malade n'avait plus que des crises légères. Ce fait curieux tient probablement à ce que les crampes et fourmillements de l'alcoolisme sont dûs à des altérations nerveuses peu prononcées, altérations que la strychnine vient combattre en neutralisant l'intoxication, et en se neutralisant elle-même du même coup.

Epilepsie alcoolique.

Dans tous les faits qui précèdent, nous n'avons eu affaire qu'à l'alcoolisme bien et dûment constaté, se manifestant chez des individus qui ne s'adonnaient pas à l'absinthe ; nous n'avons observé que les symptômes ordinaires de l'alcoolisme, depuis es plus légers jusqu'aux plus graves, depuis le simple tremblement jusqu'au Delirium tremens : les deux observations que nous rapportons un peu plus loin sont sous ce rapport des plus intéressantes, car à tous les symptômes que nous connaissons déjà est venu s'en adjoindre un nouveau, l'épilepsie.

On a dit que l'épilepsie était le grand caractère dif-
férentiel qui permettait de séparer l'absinthisme de l'alcoolisme ; l'alcool ne produirait que des accès épileptiformes, à l'absinthe serait réservée l'attaque franche et
complète ; nous avons déjà exposé notre manière de
voir à ce sujet. Si les accidents se manifestent plus tôt
avec l'absinthe qu'avec l'alcool, cela tient aux causes que
nous avons indiquées ; nous n'y reviendrons donc pas.
D'ailleurs voici les faits :

OBSERVATION XXI (inédite. — Dr Lardier.)

Epilepsie alcoolique. — Traitement par la strychnine.

Lhuillier, dit Laviolette, charron à Rambervillers, a profité de
la fête patronale pour exagérer encore ses libations habituelles. Le
jeudi 14 octobre 1880, étant dans son atelier, subitement il jette
un cri et tombe sur le sol. Je constate à mon arrivée une véritable
attaque d'épilepsie alcoolique, avec morsure de la langue, etc.
L'attaque n'a duré que quelques minutes. Mais outre la connaissance parfaite que j'ai du malade, des symptômes nombreux d'alcoolisme, chronique et aigu, s'offrent à mon observation.

Traitement : Sulfate de strychnine 0,02 centigr. en 2 pilules,
une matin et soir.

Le 1er décembre, ce malade, qui s'était parfaitement trouvé du
traitement suivi, revient à ma consultation en me disant qu'il sen-
tait que sa maladie allait lui revenir, et affirmant qu'il n'avait pas
fait d'excès de boisson depuis le 14 octobre. Je suis intimement
persuadé du contraire, car il se présente à moi avec le tremblement caractéristique des mains, la parole entrecoupée, etc. Outre
la perte de la mémoire, je constate des signes non équivoques
d'agitation cérébrale. Le visage est violacé, congestionné. Je sou-
mets cet alcoolique au traitement précédemment suivi en augmen-
tant la dose de sulfate de strychnine de 0,01 centigr. Le médicament est administré à la dose de 0,03 centigr. en trois pilules à
prendre en trois fois, le matin, à midi et soir.

L'attaque épileptique n'a plus reparu. Le malade se trouvait
dans un état de santé très satisfaisant, et semblait même s'être

amendé. Les fêtes du Carnaval 1881 lui donnèrent l'occasion de retomber dans ses erreurs premières. C'est dans un accès d'ivresse que ce malheureux mit fin à ses jours, en se pendant dans un petit bois, voisin de notre ville.

Il n'en est pas moins vrai que la strychnine a eu sur les accidents alcooliques observés une influence des plus heureuses.

OBSERVATION XXII (inédite. — Dr Lardier.)

Epilepsie alcoolique. — Bromure. — Opium. — Strychnine.

1er mars 1881. Le jeune M..., âgé de 27 ans, a eu il y a déjà plusieurs années, des atteintes d'épilepsie de nature alcoolique, pour lesquelles je lui ai donné mes soins; dernièrement il revint me consulter pour un tremblement généralisé dans lequel je reconnus volontiers et l'action de l'alcool et une surexcitation nerveuse. Divers autres symptômes me confirmèrent dans mon opinion, que ce jeune homme avait été et était encore un alcoolique. En présence de ce tremblement, j'ordonnai d'abord le bromure de potassium, à la dose de 4 gr. par jour. L'amélioration, mais l'amélioration seule fut assez prompte. Les cauchemars qui assaillaient le malade pendant la nuit disparurent un peu. Malgré la continuation de cette médication, je ne pus aller au-delà d'une certaine amélioration qui était loin d'être la guérison radicale. C'est alors que je songeai à administrer le sulfate de strychnine à la dose de 0,02 centigr. en deux pilules.

Le 14 mars, vers 5 heures du soir, le malade absorba sa première pilule, et environ une heure après il fut pris d'un violent étourdissement avec sentiment de constriction à la gorge, sueurs, angoisse; il se figurait qu'il allait mourir. Il ne ressentit aucune contracture musculaire dans les mollets; cependant, les jours précédents, avant qu'il ne fût soumis à la médication strychnique, il avait éprouvé des crampes assez violentes dans les pieds. Je ne pouvais dans ces conditions mettre les phénomènes ressentis sur le compte de la strychnine; je crus plutôt à une sorte de vertige stomacal, d'autant plus que depuis quelque temps déjà, le malade se plaignait d'inappétence avec envies de vomir, phénomèmes que l'on observe dans la dyspepsie alcoolique. Cependant, je conseillai de reprendre le bromure le soir, et le lendemain une seule pilule de strychnine coupée en deux, moitié le matin, moitié le soir.

Sur ces entrefaites, le malade fit quelques nouveaux excès de boisson. Le tremblement et les cauchemars reparurent plus violents que jamais. Il vint à ma consultation et, séance tenante, je lui fis une injection de 0,005 milligr. de sulfate de strychnine au bras droit. Au bout de quelques minutes, le tremblement avait considérablement diminué, surtout dans le membre où avait été pratiquée l'injection. Trois injections de 1/2 centigr. chacune furent pratiquées journellement pendant plusieurs jours consécutifs. La médication fut continuée par l'absorption de deux pilules de 0.01 centigr. chaque jour. Au bout de quelques jours le tremblement a complètement cessé ; le malade n'éprouve plus que des vomissements pituiteux le matin, et une douleur musculaire généralisée. Le sommeil est excellent, libre de rêves et de cauchemars ; il n'a eu aucune sensation de crampe, Après l'administration de sa pilule, il est pris, me dit-il, d'un vertige, mais aussitôt qu'il a mangé cette sensation se dissipe. Dans cette énumération de symptômes, il n'y a pas, à mon sens, d'accidents de strychnisme ; cependant, par excès de prudence, je suspends momentanément cette médication. L'amélioration ou plutôt la guérison persistait depuis quelques jours, lorsqu'à la suite de nouveaux excès l'insomnie et les rêves se montrèrent à nouveau. Je remplace la première médication par l'administration de 0,05 centigr. d'extrait thébaïque, chaque jour, me promettant cependant, en cas d'insuccès, de revenir à la strychnine, que je ferai prendre avec plus de hardiesse et de sécurité à des doses plus fortes que primitivement.

Le 27 mars, le malade revient à ma consultation. La veille il avait été à Epinal où il avait bu en plus grande quantité que les jours passés, si bien que le dimanche matin les vomissements pituiteux ont reparu ainsi que le tremblement. L'opium n'avait pas réussi au malade, et, proprio motu, M... vient me demander de reprendre ses premières pilules. Je n'y vois que des avantages, et les lui conseille à la dose de 3 centigr. par jour. Je lui fais immédiatement une injection hypodermique de 1/2 centigr., qui produit le même effet que celle que j'avais faite précédemment. Le tremblement des mains a notablement diminué, surtout du côté où a été pratiquée l'injection.

Les 3 pilules d'un centigramme sont absorbées journellement pendant deux semaines environ. A ce moment, l'état de M... est aussi satisfaisant que possible. Avec la guérison, il semble que ce malade ait pris de meilleures habitudes, car il se livre beaucoup moins aux excès de boisson.

Si le vieil adage *Naturam morborum ostendunt curationes* est vrai, il faut admettre que, dans ces deux faits, l'épilepsie est bien de nature alcoolique, puisque les attaques ont disparu sous l'influence de la strychnine ; à moins que l'on ne préfère admettre, ce que nous ne croyons pas d'ailleurs, que la strychnine est le spécifique de deux intoxications différentes, l'alcoolisme et l'absinthisme. Du reste, cette hypothèse même ne serait pas de mise ici ; l'épilepsie a été bien due à l'alcool, et le Dr Lardier nous fournissait ultérieurement les renseignements suivants à ce sujet : « Dans ces deux observations, il n'y a pas eu absorption d'absinthe ; la boisson favorite des ouvriers de nos pays est l'eau-de-vie de marc, et ils en ont déjà fait une consommation remarquable dès les premières heures de la matinée, lorsque la bourse le permet. Dans la 1re observation (Obs. XX) il y a eu, pendant plusieurs années consécutives, absorption exagérée d'eau-de-vie. Peu de vin, peu de bière, pas d'absinthe. Le sujet de la deuxième observation (Obs. XXI) à des habitudes alcooliques déjà invétérées. Chez lui, il y a eu absorption de vin, de bière, d'eau-de-vie, non d'absinthe. J'ajouterai que chez ces deux malades, l'attaque épileptique a été franche, nette, complète. »

Mais cette seconde observation est intéressante à plus d'un point de vue, et nombre de détails demandent à être mis en relief. Ici, l'action de la strychnine fut presque instantanée, et quelques minutes après la première injection, le tremblement diminuait sensiblement ; mais il y a un fait curieux sur lequel nous regrettons que notre attention n'ait pas été appelée plus tôt, c'est l'action locale, d'ailleurs analogue à l'action générale, de la strychnine : c'est au membre où est pratiquée l'injection que le tremblement disparaît en premier lieu, et ce fait se produit à deux reprises différentes. En outre, et nous avons déjà signalé un fait analogue, le malade, avant d'être soumis à la médication strychnique, ressentait des crampes assez violentes dans les pieds ; il suffit de lui administrer de la strychnine pour le débarrasser de ces crampes. (Voir Obs. XIX.)

Il est vrai qu'en revanche il accuse un certain nombre de symptômes nouveaux ; mais il est facile de se convaincre que ces symptômes ne peuvent être rattachés au strychnisme, à part toutefois le sentiment de constriction à la gorge (1); mais la dose ingérée (0,01 centigramme) était réellement trop faible pour produire cet accident chez un alcoolique, c'est-à-dire chez un malade tolérant par excellence.

La puissance de la strychnine comme anti-alcoolique, sa spécificité pour mieux dire, se montre ici tout entière; et l'on n'ira pas dire que c'est là l'illusion d'un esprit prévenu en faveur d'une médication spéciale : cette puissance a été constatée non par le médecin, mais par le malade lui-même. Saisi à trois reprises différentes d'accidents d'origine alcoolique, et successivement traité par l'opium, le bromure, la strychnine, notre

(1) Les expériences de Ch. Richet sur les animaux (12 juillet 1880) montrent que la strychnine a une action directe sur les muscles respirateurs laryngés, qu'elle maintient en état de spasme tonique.

malade a pu se rendre compte par lui-même des effets que produisait sur lui chacune de ces médications ; et lorsqu'il est une fois de plus en proie à de nouveaux accidents, il rejette le bromure et l'opium qui ne lui réussissent pas, pour demander qu'on lui administre de la strychnine. Cette appréciation du principal intéressé est plus concluante que tous les commentaires que nous pourrions ajouter ; et l'on peut voir, dans l'observation XVIII, un autre malade, traité par la morphine, réclamer aussi de lui-même la médication strychnique. Dans une autre observation du Dr Lardier, nous constatons le même insuccès du bromure, le même succès de la strychnine.

OBSERVATION XXIII (inédite. — Dr Lardier.)

Folie alcoolique. — Guérison rapide par la médication strychnique. Retour de la folie. — Traitement par le bromure. — Assassinat.

22 mai 1882. H..., âgé de 35 ans, boit d'une façon exagérée et d'une manière continue. A la suite d'une comparution en police correctionnelle, il se livra plus encore à la boisson, et finit par perdre à peu près totalement la raison. On le considérait comme fou et on était sur le point de le faire enfermer. Homme très robuste, d'habitude il avait un gros appétit. Depuis trois jours, quand je le vois, il ne mange ni ne dort. Bien fixé sur ses antécédents alcooliques, j'applique la médication strychnique, 0,015 milligrammes en trois pilules par jour pour commencer. A la suite de la première pilule, le soir il a parfaitement dormi. L'appétit est revenu le lendemain ; la raison est bien meilleure, mais il ne veut pas se remettre au travail. Après ce demi succès, très notable cependant, je pousse la dose à deux centigrammes. Après trois jours la guérison semble complète, et je n'entends plus parler du malade.

Au bout d'une quinzaine de jours, la femme de H... se présente à ma consultation, et m'apprend que l'agitation et la folie semblent recommencer. Je recours à nouveau à la médication strychnique, mais dès le premier jour elle est refusée par le malade qui accuse sa femme de vouloir l'empoisonner. Devant cette fin de non-recevoir, je recommande le bromure de potassium à la dose de trois grammes par jour. Ce médicament est accepté pendant deux jours seulement, et sans que l'agitation et la folie aient diminué. Quarante-huit heures après, H... se présentait, à six heures du matin, dans mon cabinet. Il semblait assez calme. Il m'apportait ses pilules, me demandant si elles étaient bien celles que j'avais ordonnées. Sur ma réponse affirmative. il me répéta que sa femme voulait l'empoisonner, qu'une demi-heure auparavant elle lui avait donné une de ces pilules, mais qu'elles n'avaient plus le même goût que les premières. Celles-ci étaient très amères. J'essayai de le calmer de mon mieux, mais il ne se laissa pas convaincre. Quand il parlait de sa femme, sa figure prenait une expression de haine indéfinissable. Il me quitta, rentra chez lui. Une heure après, il avait fracassé d'un violent coup de bâton le crâne de sa femme.

Peut-être nous dira-t-on : « Voilà vingt-deux observations d'alcooliques traités par la strychnine, et sur ces vingt-deux observations, vingt guérisons; mais peut-être ces malades auraient-ils pu être guéris par une autre médication, les uns par l'opium, les autres par le chloral, les derniers par la digitale. La strychnine guérit, c'est entendu, mais si elle est utile, elle n'est pas absolument nécessaire. » Nous n'acceptons pas ce compromis ; nous n'avons pas eu, en entreprenant ce travail, l'intention de grossir d'un nouveau médicament la liste déjà trop longue de ceux qu'on a dirigés contre l'alcoolisme. Notre ambition s'élève plus haut pour la strychnine ; elle ne peut pas être placée sur le même rang que les autres médications, elle doit les dominer toutes. Est-ce un médicament inutile, que celui qui réussit constamment et supprime les tâtonnements inévitables avec les autres modes de traitement ? Dans bien des cas, il est indispensable d'agir vite et avec énergie ; la vie d'un homme peut être compromise par quelques heures de retard. La strychnine remplit ces indications, et elle les remplit seule ; elle fait sentir son action presque immédiatement, et elle réussit là ou les autres médicaments échouent ; la conclusion découle naturellement de ces faits, et nous croyons inutile de la formuler autrement.

CHAPITRE V

DE L'ALCOOLISME LARVÉ

Jusqu'ici nous n'avons fait allusion qu'à l'alcoolisme
avéré, se manifestant par des désordres dont il était impossible de méconnaître la véritable origine ; mais il est
loin d'en être toujours ainsi, et, très souvent, le diagnostic
ne pourra s'établir nettement qu'après bien des incer-
titudes. S'il est vrai que le delirium tremens, cette manifestation extrême de l'alcoolisme chronique, se montre
parfois chez des individus qui ne font qu'user de l'alcool
sans jamais en abuser, souvent aussi chez eux tout se
borne à quelques symptômes peu précis, et rien ne vien-
drait appeler l'attention du médecin sur la véritable
cause de la maladie, si celui-ci ne se tenait toujours sur
ses gardes. Certaines professions surtout devront tenir
le praticien en éveil ; celle d'ouvrier caviste ou de dé-
gustateur entre autres. On sait encore que certains
commerçants, les marchands de chevaux par exemple,
ne concluent jamais un marché sans le sceller le verre
à la main. On devra donc s'enquérir avec soin de la
profession et des habitudes domestiques ; mais, sous
prétexte qu'il pourrait s'agir d'alcoolisme, on ne s'avi-
sera pas d'aller donner la strychnine à tort et à travers ;
dans certains cas que nous n'avons pas à fixer, cette
pratique serait plus dangereuse pour le malade que la
simple expectation, et le plus souvent elle n'apporterait

aucun soulagement à son mal. On n'instituera donc la médication strychnique que lorsqu'on aura des raisons sérieuses de croire à l'intoxication alcoolique, et l'on sera sûr alors de ne faire de tort ni à la santé du malade, ni à la réputation du médicament.

Les symptômes par lesquels se révèle l'alcoolisme dans ses formes latentes ou larvées sont des plus divers; souvent assez bénins pour qu'on les néglige, ils peuvent parfois acquérir une gravité exceptionnelle, à ce point que le malade croit à chaque instant qu'il va mourir. Ce sont d'abord des troubles gastro-intestinaux, tels que ceux que l'on observe dans l'alcoolisme confirmé : anorexie, dyspepsie, nausées ou pituite. Puis viennent les troubles cérébraux, perte de mémoire, insomnie; le tremblement fait bien rarement défaut, et ce sera là un excellent signe qui pourra éclairer le diagnostic. Tous ces symptômes peuvent exister isolément ou se combiner entre eux de diverses manières; le diagnostic sera évidemment plus facile à établir dans le second cas que dans le premier. Enfin, outre les formes que nous venons de mentionner, la maladie pourra revêtir la forme cardiaque ou pulmonaire, et nous en donnerons tout à l'heure des exemples.

Nul doute qu'à une période plus avancée l'intoxication ne suive sa marche naturelle et ne se révèle par ses symptômes habituels, y compris le delirium tremens; il faut pour cela que le malade, méconnaissant la gravité de son état, continue l'usage journalier des boissons alcooliques et néglige de faire traiter les premiers accidents qu'il aura éprouvés. Quand il en est autrement et que le médecin est heureusement appelé à temps, il a entre les mains, dans la strychnine, un moyen héroïque d'entraver les progrès du mal, quelles que soient les manifestations qui éclatent.

Ces formes larvées de l'alcoolisme se rencontrent de préférence chez les gens de la classe aisée, qui terminent habituellement leurs repas par un verre de liqueur riche en alcool et aromatisée par une essence, et qui n'hésitent pas à faire appeler le médecin dès qu'ils se sentent indisposés; toutefois, le mal semble devenir de moins en moins fréquent, grâce à une habitude qui s'introduit d'instinct, de faire usage des granules d'arséniate de strychnine. C'est la seule forme que les gens du monde aient à leur disposition; ils s'en servent, à l'insu du médecin, et ils peuvent alors impunément s'intoxiquer, puisqu'ils prennent le poison et le contre-poison presque simultanément; dans ces granules d'arséniate de strychnine, l'arsenic est à peu près inutile et la strychnine seule agit.

On n'a guère occasion d'observer l'alcoolisme larvé dans les hôpitaux, car généralement les malades qu'on y traite n'ont pas l'idée de renoncer à leurs mauvaises habitudes, et ils sont en proie à l'alcoolisme le plus franc que l'on puisse désirer; la plupart même sont atteints de delirium tremens. Aussi n'avons-nous pas d'observations personnelles à rapporter à ce sujet; et les trois faits que nous publions sont empruntés à la pratique du Dr Luton.

OBSERVATION XXIV (Etudes de thérap., Dr Luton.)

Forme cardiaque de l'alcoolisme.

Nous avons eu, à soigner un entrepreneur de maçonnerie évidemment alcoolique, qui nous a montré le type cardiaque de l'affection au plus haut degré. Cet homme, jeune et fort, présente un embonpoint précoce, l'abdomen surtout est très developpé. Sa santé est ordinairement bonne; mais de temps à autre, et par accès, il est pris de suffocation avec palpitations de cœur. Le malade, en proie à. une vive angoisse, ne peut rester coucher; il se lève, marche dans sa chambre à grands pas, et croit qu'il va étouffer et mourir.

L'auscultation n'indique qu'une extrême perturbation des mouvements cardiaques. L'accès dure ainsi un jour ou deux, et prend ordinairement fin de lui-même, en même temps qu'ont lieu des évacuations gazeuses par le haut et par le bas. Appelé récemment à traiter ce malade, nous avons d'abord échoué en employant les moyens habituels : éther, opium, saignées, et les accès ont leur durée accoutumée. Nous avons alors institué le traitement par la noix vomique, et nous avons eu la satisfaction de voir un dernier accès singulièrement abrégé, et depuis plus de quinze jours le malade n'a eu aucun ressentiment de son affection ; ce qui est pour lu un très long intervalle. En outre, les fonctions digestives se sont ranimées, et l'état moral est devenu bien meilleur.

Notre homme ne croit plus être à chaque instant sur le point de mourir.

OBSERVATION XXV (Inédite. — Dr Luton.)

Forme pulmonaire.

Un caviste de 36 ans, exposé comme ses semblables aux accidents de l'alcoolisme, fut pris, probablement sous l'influence d'un refroidissement, d'une hémoptysie grave, qui, dans les idées ordinaires, ne pouvait qu'éveiller la crainte d'une tuberculose pulmonaire à son début.

Appelé heureusement, à cause de l'urgence et du voisinage, à défaut du médecin habituel, je m'assurai bien vite que mon homme était un alcoolique ; il avait le regard perdu, la parole tremblottante, du tremblement des mains ; il avouait n'avoir pas dormi depuis plusieurs nuits et avoir eu des visions saugrenues. Auprès de lui, une cuvette à demi pleine d'un sang rutilant et spumeux.

L'auscultation n'indiquait qu'un épanchement de sang intrabronchique, marqué par un gargouillement diffus et empêchant de localiser la lésion. Toutefois je portai le diagnostic : Apoplexie pulmonaire chez un alcoolique ; ayant la signification d'une pneumonie alcoolique, c'est-à-dire avec delirium tremens. Je prescrivis d'emblée un centigramme de sulfate de strychnine le matin, et un centigramme le soir, en pilules, sans autre médication. Malheureusement le médecin ordinaire, étant intervenu à mon insu, fit prendre au malade les médicaments d'usage : eau de Rabel, perchlorure de fer.

Si ces substances ont pu aider à la cessation de l'hémorrhagie, c'est bien à la strychnine qu'il faut rapporter l'amélioration générale éprouvée rapidement par le malade ; retour du calme dans les mouvements et dans les idées, recouvrement du sommeil et de l'appétit, etc... Bref, en deux jours, la situation était changée du tout au tout, au grand avantage du patient, et sans que le mérite en pût légitimement être attribué à de vulgaires hémostatiques.

Observation XXVI (Inédite. — Dr Luton.)

Troubles divers.

Un mécanicien anglais, de 46 ans environ, se présente à ma consultation, se plaignant de douleurs dans les membres, de perte d'appétit, de difficulté de digestion, d'insomnie, de maux de tête. Un certain tremblement de la langue et des mains éveilla mon attention sur la nature intime de ces accidents ; et sans vouloir approfondir les causes d'un mal observé chez un père de famille, au milieu des conditions les plus régulières de la vie domestique, j'instituai d'emblée la médication strychnique. Je prescris chaque jour, deux pilules de sulfate de strychnine de 0.005 milligrammes chaque.

Quatre jours après, ayant eu l'occasion d'aller donner mes soins à l'un des enfants de cet homme, il vint à moi avec un certain empressement, me disant que la plupart de ses malaises avaient déjà disparu. Le sommeil était revenu, ainsi que l'appétit. Il paraissai plus gai, plus alerte. Il trembla t évidemment beaucoup moins. Bref, il touchait à la guérison, ayant pris à peine 0,05 centigrammes de strychnine.

Le médecin ne se laissera pas surprendre par ces formes larvées de la maladie; s'il interroge le malade, il n'accordera pas grande valeur à ses dénégations; car celui-ci niera toujours, et il sera de bonne foi; on ne se croit pas alcoolique pour prendre un peu de liqueur après ses repas. Le malade ne fournira en général aucune indication qui puisse servir au diagnostic; c'est donc au médecin à pratiquer l'examen le plus minutieux, les investigations les plus consciencieuses; il sera suffisamment récompensé de ses recherches par les résultats merveilleux que lui donnera la médication strychnique appliquée à propos.

CHAPITRE VI

MODES D'ADMINISTRATION ET DOSES DE LA NOIX VOMIQUE ET DE
LA STRYCHNINE. — TRAITEMENT PROPHYLACTIQUE

Tous les faits qui précèdent montrent d'une façon
irrécusable les services qu'est appelée à rendre la strychnine dans le traitement de l'alcoolisme chronique et de
ses diverses manifestations; mais comment agit ce médicament? L'alcoolisme chronique mène rapidement
ses victimes à la misère physiologique; la diète, l'insomnie, l'agitation musculaire, etc., sont, comme nous
l'avons déjà dit, autant de causes d'épuisement. Il en
résulte que le delirium tremens est un délire dépressif,
analogue à celui de l'inanition; dès lors, l'action de la
strychnine se conçoit sans difficulté. « Nous ne pré-
tendons pas, dit le Dr Luton, instituer une action vrai-
ment antidotique. puisqu'au moment de l'intervention
médicale les substances ne sont plus en présence, et qu'il
n'y a plus que des effets à combattre. Mais nous avons
au moins une action antagoniste à exercer, opposer à
l'inertie la stimulation, à l'hypémie capillaire l'hyper-
émie, à la régression la réparation, toutes attributions
qui appartiennent bien à la strychnine, l'excito-moteur
par excellence des centres nerveux... Il y a là les carac-
tères d'un antagonisme physiologique incontestable. »

Sous quelle forme maintenant emploierons-nous la
strychnine? Choisirons-nous la noix vomique, que nous

pourrons administrer en potion. ou en pilules, sous la forme de poudre, d'extrait ou de teinture alcoolique ? Mais nous savons que malheureusement la noix vomique n'a pas une composition constante ; sa richesse en strychnine et brucine, les seuls principes actifs, varie suivant une foule de circonstances ; la saison à laquelle elle a été récoltée, le degré de maturité auquel elle était arrivée, le terrain qui l'a produite ; la noix vomique ne nous donnera donc que des préparations. infidèles, qui pourront causer bien des déceptions ou des accidents, et nous ferons bien de l'employer le moins possible. Nous conseillerons en conséquence d'employer uniquement la strychnine, ou mieux son sulfate qui a l'avantage d'être soluble ; c'est là une unité médicamenteuse bien définie, avec laquelle il n'y a pas à compter sur l'imprévu ; et nous n'agirons pas à l'aveugle comme nous pourrions le faire avec la noix vomique.

Mais le sulfate de strychnine une fois adopté, comment allons-nous l'administrer? La méthode hypodermique s'impose souvent à nous pour plusieurs raisons : d'abord, il est indispensable, dans certains cas graves, d'agir le plus rapidement possible, et l'injection est le moyen qui réalise le mieux cette condition. En second lieu, on a souvent affaire à des malades agités ou indociles, qui refuseraient obstinément la moindre potion ou la plus petite pilule ; ils ne peuvent pas refuser l'injection, et l'opération est terminée avant qu'ils aient compris ce qu'on leur voulait. On se servira donc avec avantage de cette solution :

Sulfate de strychnine cristallisé.. 0,30 cent.
Eau distillée..................... 30 grammes,

Chaque gramme de la solution ainsi formulée renferme 0,01 centigramme de sulfate de strychnine. Suivant la gravité des cas, on injectera sans crainte du premier coup un demi-centigramme ou 1 centigramme, soit la moitié ou la totalité d'une seringue de Pravaz.

Le manuel opératoire est des plus simples et ne réclame aucune indication particulière; on pratiquera ces injections où l'on voudra, au bras ou à la cuisse; nous n'avons jamais vu survenir le moindre accident local à l'occasion de ces piqûres. Quant au nombre d'injections que l'on devra faire dans les vingt-quatre heures, nous ne pouvons formuler rien de précis à cet égard; le médecin s'inspirera de la situation et se rendra compte par lui-même de l'effet du médicament. La tolérance pour la strychnine varie considérablement d'un individu à l'autre; dans certains cas, la dose de 0,01 centigr. par jour est suffisante pour amener la guérison; on a vu d'autre part qu'il avait été possible, nous dirons même nécessaire, d'injecter la dose énorme de 0,070 milligr. en quinze heures sans amener le moindre symptôme de strychnisme. Toutefois, lorsqu'on dépassera les doses ordinaires, on aura soin de les fractionner, et de n'injecter qu'un centigramme à la fois, et cela, de deux heures en deux heures; en outre, il faudra surveiller attentivement l'action du médicament, et aux premiers symptômes de strychnisme, s'il s'en produit, on suspendra momentanément la médication pour ne la reprendre que lorsque tout accident aura disparu.

Dans les cas où il n'y aura pas péril en la demeure, on pourra employer avec avantage les pilules de sulfate de strychnine; on auministrera 1 centigramme sans hésiter le premier jour. pour augmenter progressivement la dose si l'amélioration se fait trop attendre.

Quant à la noix vomique, la condamnation que nous avons prononcée contre elle n'est pas absolue; elle trouvera son application dans certains cas moins pressants, principalement dans l'alcoolisme à forme larvée; alors on peut prendre son temps, et l'on prescrira au malade une potion contenant 2 à 4 grammes de teinture de noix vomique, à prendre par cuillerées dans la journée. La médication pourra être continuée pendant plusieurs jours sans danger, jusqu'à ce que la guérison soit complète. La dose que nous indiquons n'a rien de fixe; si les accidents éprouvés sont très bénins, quelques gouttes prises journellement avant le repas pourront suffire; s'ils sont plus graves, on pourra porter la dose à 6 ou 8 grammes.

En même temps qu'on administrera la strychnine, on continuera à donner au malade de l'alcool, à doses assez fortes d'abord (25 grammes par jour) puis graduellement décroissantes, de façon à régler la désaccoutumance; on se rappelle quelles conséquences fâcheuses peut avoir pour les buveurs] la suppression brusque des boissons alcooliques. Il faudra aussi alimenter le malade autant que possible; un alcoolique qui mange et qui dort est guéri.

Voilà les principales indications que nous désirions formuler; mais à côté de ce traitement médicamenteux, il y a le traitement prophylactique dont nous devons dire quelques mots pour être complet. De tout temps les différents gouvernements, effrayés des progrès incessants de l'alcoolisme, ont cherché à le réprimer en édictant contre ce vice des mesures sévères ; mais aujourd'hui que la législation de Dracon n'est plus applicable (1), que nous n'avons plus d'Ilotes à enivrer pour les offrir en risée à la jeunesse, et que, pour les musulmans même le Coran devient lettre morte, sous ce rapport du moins, on a dû chercher ailleurs un moyen de disputer efficacement le terrain à l'alcoolisme. Aussi, en présence de l'inefficacité des mesures gouvernementales, s'est-il formé de tous les côtés des sociétés indépendantes qui poursuivent le même but par des moyens différents ; elles ont surtout recours à la persuasion. L'exemple nous est venu de l'initiative américaine ; les sociétés de tempérance américaines (inebrietate asylums) comptent aujourd'hui plus de trois millions d'adhérents, dont la plupart même ont fait le serment de s'abstenir absolument de toute liqueur alcoolique ; ce sont les partisans du *tectotalisme*. Des sociétés analogues existent en Angleterre. Enfin, depuis plusieurs années, nous avons vu se fonder chez nous la Société française contre l'abus du tabac et de l'alcool, et, en 1872, l'Association française contre l'abus des boissons alcooliques.

Ces moyens de défense intéressent beaucoup plus l'hygiéniste ou le moraliste que le médecin ; mais celui-ci ne doit pas pour cela rester inactif en présence du

(1) A Athènes, Dracon condamnait à mort les ivrognes. Dans le Coran, Mahomet défend à ses fidèles l'usage des boissons fermentées. Presque tous les états de l'Europe ont à diverses époques essayé d'enrayer le mal au moyen de diverses mesures ; Allemagne, Brandebourg, Wurtemberg, Francfort (1582), Brunswick (1691), Prusse (1718), Londres (1726), Irlande (1829), Ecosse, Suède, Finlande (1830), Russie, Suisse.

fléàu. Les médecins russes, polonais et suédois l'avaient compris ; et une fois leurs alcooliques hors dè danger, ils s'imaginaient leur inspirer une répugnance insurmontable pour la boisson, en mêlant à leurs aliments une certaine proportion de l'huile infecte qui se trouve dans l'alcool de grains ; ils n'arrivaient ainsi à leur faire prendre en horrenr que l'alcool de grains. En 1850, le Dr Von Nasse reprenait cette idée en imprégnant d'alcool tous les aliments de ses malades ; l'efficacité de ce moyen était tout à fait passagère, et au bout de quelque temps les buveurs ainsi traités reprenaient leurs anciennes habitudes.

Mais s'il est impuissant à restreindre la consommation de l'alcool, le médecin peut au moins empêcher cet alcool de nuire ; c'est cette idée qui a inspiré le Dr Luton, lorsqu'il a proposé d'ajouter de faibles doses de noix vomique ou de strychnine à certaines liqueurs naturellement amères, comme l'absinthe ou le bitter ; ces liqueurs seraient ainsi rendues en quelque sorte inoffensives, et le mal serait conjuré avant sa venue. La quantité de strychnine ajoutée serait très faible, à ce point qu'il faudrait absorber des doses incroyables de la liqueur pour sentir les effets les plus éloignés de la strychnine. Les ouvriers cavistes et les dégustateurs pourraient également prendre quelques gouttes de teinture de noix vomique tous les jours, par mesure préventivé (1).

Mais en attendant le jour où l'alcoolisme ne figurera plus dans les traités de pathologie que pour mémoire,

(1) Dr Luton. Bulletin de Thérap., 30 septembre 1880, p. 249.

le médecin aura bien des fois encore à se mesurer avec
le mal ; la strychnine lui fournira le moyen de sortir
de cette lutte à son honneur. Une fois son malade guéri,
le médecin ne considérera pas sa tâche comme terminée; il devra lui faire voir toute la gravité du mal auquel il s'exposerait en retombant dans ses pernicieuses
habitudes, et tâcher de l'en détourner par la persuasion ;
trop heureux si son éloquence peut amener le buveur
repentant à s'amender, et à faire mentir le vieux pro-
verbe : « Qui a bu boira. »

CONCLUSIONS.

Les conclusions de notre travail s'imposent d'elles-
mêmes ; toutefois, nous allons les formuler en quelques
mots :

1º Les diverses manifestations aiguës de l'alcoolisme
chronique, et notamment le delirium tremens, sont des
plus dangereuses; il faut les traiter aussi énergique-
ment que possible ;

2º La strychnine est l'agent dont le succès est le
mieux assuré ;

3º Le mode d'emploi le plus favorable est l'injection
hypodermique ;

4º Ne pas avoir peur des doses élevées, mais les fractionner et en surveiller l'action ;

5º La tolérance pour ce médicament est extrême chez
les alcooliques;

6º Il importe de nourrir les malades, et de leur con-
server une certaine dose d'alcool, qu'on diminue en-
suite peu à peu.

INDEX BIBLIOGRAPHIQUE.

Blake. — A practical essay on Delirium tremens. Londres, 1813.

Armstrong. — Edinb. med. Journal, n° 6, t. IX, 1813.

Sutton (Th.). — Tracts on delirium tremens. Londres, 1813.

Fodéré. — Traité du Délire. Paris, 1817.

Rayer. — Mémoires sur le Delirium tremens. Paris, 1819.

Léveillé. — Mémoires de l'Acad. royale de médecine, t. I, 1828.

Muhrbeck. — Hufeland's Journal, juillet 1830.

Sperce. — Del. trem. guéri par l'émétique à haute dose. Gaz. méd., oct. 1831.

John Ware. — Remarks on the treatment of Delir. tremens. Boston, 1832.

— Transactions of the Massachussett's Society, 1831.

Dreyfuss. — Ueber den Säuferwahnsinn. Wurzburg, 1831.

Kopp. — Ueber das Delirium tremens. Francfort, 1831.

Dictionnaire en 30 volumes, t. X, p. 30. Paris, 1839.

Monneret et Fleury. — Compendium de Médecine, t. III, p. 2, 1838.

Carpenter. — On the use and abuse of alcoholic liquors. London, 1850.

Magnus Huss. — Chronische alkoholskrankheit. Stockholm, 1852.

Von Nasse. — Zur therapie des Brantweinmissbrauch. 1852.

Delasiauve. — D'une forme grave de Del. trem. Revue médicale, 1852.

Lasègue. — Thèse de concours. Paris, 1853. — Archives générales de médecine, t. I, p. 49. 1853. — Archives générales, 1860.

Reber. — De l'alcoolisme chronique. 1853.

Haynes Valton. — Medical Times and Gazette, 1854.

Peddie. — The pathology. of Del. trem. and its treatment, 1854.

White. — Dublin hospital Gazette, 1854.

Grière. — Gazette hebdomad., t. II, p. 230. 1855.

Bally. — Du Delirium tremens et de ses divers traitements. Thèse de Paris, 1855.

Laycock. — Edinb. medic. Journal, 1858.

The British and foreign med. Review, octobre 1859.

Marcet. — Lancet, 2 avril 1859. — Medical Times, 1859.

Thomeuf. — Essai clinique sur l'alcoolisme. Thèse de Paris. 1859.

Jones. — Medical Times, 29 septembre 1860.

Bacle. — De l'alcoolisme. Th. d'agrégation. Paris, 1860.

Morell Mackenzie. — The Lancet, 1862.

Houssard. — Gazette méd. de Lyon, janvier 1863. — Gazette hebdom. 1862.

Lagarosse. — Folie alcoolique. Th. de Paris, 1864.

Juliano. — Sur l'alcoolisme. Th. Paris, 1866.

Deprez. — Revue de Thérap. médico-chirurgicale, 1866.

Tyrrell. — Medical Press and Circular., 13 mars 1867.

Gascoigne. — British med. Journal, 1868.

Fournier. — Art. Alcoolisme, in Dictionn. de médecine et de chir. pratiques.

Lancereaux. — Art. Alcoolisme, in Dict. encycl. des sciences médicales.

Scharn. — Casper's Wochenschrifft, 1869.

Lecorre. — De l'abus des boissons alcooliques. Th. de Montpellier 1869.

Grisolle. — Pathologie interne, t. II, 1869.

Malherbe. — Sur la dipsomanie. Th. de Paris, 1869.

Chapman. — Medical Times, 2 oct. 1869.

Barnes. — The Lancet, 27 nov. 1869.

Hardy. — Bullet. de l'Acad. de medecine, p. 991, 1870.

Panas. — Gazette des hôpitaux, p. 133, 1870.

Balfour. — Edinb. med. Journal. 1870.

Bowen. — Boston méd. Journ., 1870.

Challand. — Absinthisme et alcoolisme. Th. de Paris, 1871.

Gubler — Trait. du Delir. trem. Gaz des hôpitaux, 1871.

Decaisne. — Gaz. hebd., 13 oct. 1871. — Comptes-rendus de l'Acad. des sciences, 1871.

Magnan. — Etude clinique et expér. sur l'alcoolisme. Paris, 1871.

Elliot. — British medical Journal, 1871.

Curschmann. — Arch. fur klin. Med., 1871.

Silvio Pera. — L'ippocratico, 1871. — Lo Sperimentale, 1872.

Chenery. — Boston medic. Journal, 1873.

De Lisle. — Medical Times and Gazette, 1873.

C. S. Wills. — Medic. Times, 20 décembre 1873.

Négrié. — Bull. de Thérap., 1873. — Bordeaux médical, mai 1874.

Longhurst. — On the restorative treatment of Del. trem. Lancet, 1874.

Maurice Gourmet. — Alcoolisme et absinthisme. Th. de Montpellier; 1875.

Lemoine. — Du decubitus aigu dans l'alcoolisme chronique. Th. de Paris, 1877.

Trousseau et Pidoux. — Traité de thérapeutique. Paris, 1877.

Cassagnau. — Des formes du délire alcoolique. Th. de Paris, 1878.

Jaccoud. — Traité de pathologie interne, t. II, p. 1015. Paris, 1879.

Galangau. — Dipsomanie. Thèse de Paris, 1880.

Luton. — Mouvement médical, n° 51, p. 682, décembre 1873.—Bulletin
de thérapeutique, 30 janvier 1874, p. 92. — Annales d'hygiène, 1880.
— Bullet. de thérap. du 30 septembre 1880 et du 15 juin 1882. —
Etudes de thérapeutique générale et spéciale. Paris, 1882.
Léon Gautier. — Etude clinique sur l'absinthisme. Th. de Paris, 1882.
Bouchardat. — Manuel de matière médicale et de thérapeutique. Paris,
1873. — Traité d'Hygiène, p. 300. Paris, 1882.
E. Labbé. — Article strychnine, in Dict. encycl. des sc. med., 1882.
On pourra en outre consulter les thèses de Paris, ayant pour titre :
du Delirium tremens : **Guérineau**, 1848. — **Legruel**, 1852. — **Boutal-
Samson**, 1852. — **Brodie**, 1854. —. **Motet**, 1859. — **Frouslin**, 1864. —
Tonnelier, 1865. — **Bindé**, 1866. — **Bonnetty**, Montpellier 1866. — **La-
val**, 1872.

Pour compléter la bibliographie, en se reportera sux notes que nous
avons intercalées dans le cours de notre travail.

TABLE DES MATIÈRES

Paris. — A. PARENT, imp. de la Fac. de médec., rue M.-le-Prince, 31.
A. DAVY, successeur.

www.ingramcontent.com/pod-product-compliance
Ingram Content Group UK Ltd.
Pitfield, Milton Keynes, MK11 3LW, UK
UKHW022340070726
13614UKWH00003B/1108